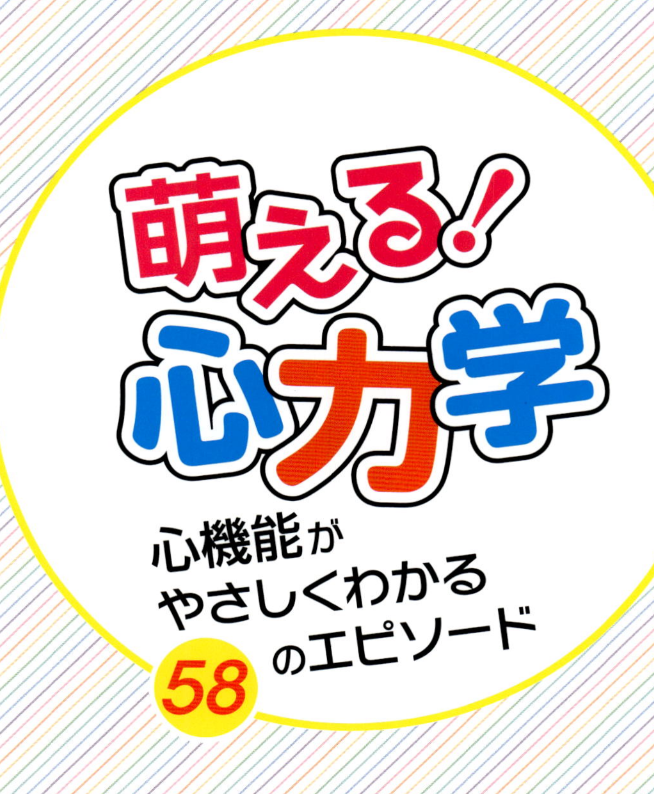

著
岩倉克臣
桜橋渡辺病院
心臓・血管センター長

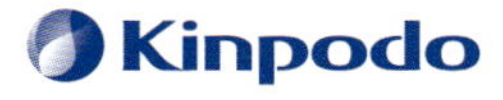

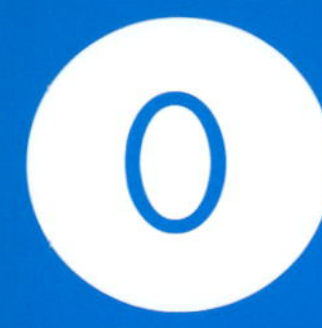

prologue　プロローグ

ある週末の午後、医局にて

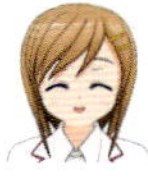

「やっほ～新力先生、まだ生きてる～？」

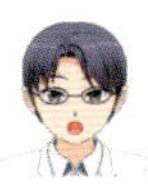

「な、な、何なんだ、その挨拶は、曽野くん」

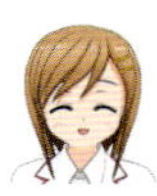

「まあまあ、そう怒らないで。素敵な先生のためにウルトラ・ゴールド・プレミアム・ロールケーキ持ってきたんだからぁ」

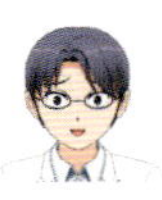

「おお、これはコンビニで158円（税込170円）もする珠玉のスイーツ、たっぷり生クリームのウルトラ・ゴールド・プレミアム・ロールケーキではないですか」

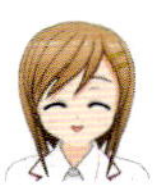

「さっすが、スイーツ男子、よく御存じで。特に今日のためにわたくしめが選んできました逸品でごぜえますよ、越後屋さま～」

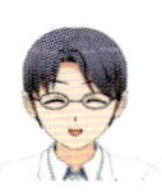

「おぬしもなかなか悪じゃの～、って何をやらすのですか。大体、なぜ今日は医局にわいろまで持ってきたのですか？」

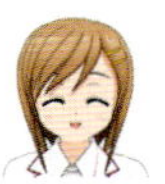

「わいろだなんて、とんでもない。美しい日本の風習、お・も・て・な・しですよ。先生、忘れたんですか？　この前、飲みに行った時に、私に約束したのに」

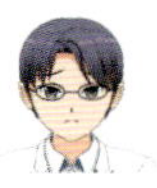

「え、え、え、この前と言えば不覚にも泥酔してしまって何も覚えていない時じゃないですか。私、何か申しましたでしょうか」

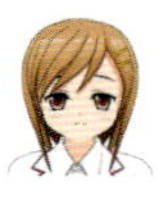

「え～何も覚えていないの。ひどい先生、私をもてあそんだの。うっ、うっ、うっ、ひどいわ。あれはただの口約束なの？」

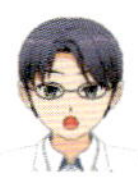

「**え！**　ま、ま、まさか……」

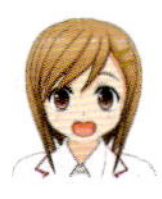

「まさかじゃないですよ、確かに心力学を教えてくれるって、言ったじゃない」

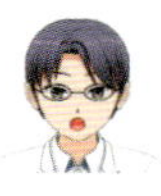

「え、**心力学？**」

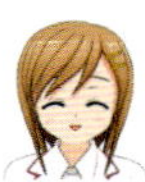

「そうですよ。『君たち、心エコーだとかなんとか、偉そうに言ってるけど、何もわかっていない。心臓の機能が本当にわかるためには、心力学を理解しなくちゃダメだ。心力学を知らない君たちの心エコーの理解は浅い、浅い』なんて、上から目線だったじゃないですか」

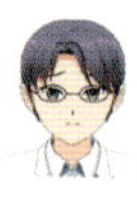

「えっ、そんな偉そうな口をきいていたの？　我ながら恥ずかしい……。お許しください、お代官さま～」

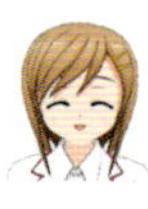

「いえいえ、先生。別に怒ってないからいいですよ。それよりも、あの時、私が『そんなに言うなら、先生お得意の心力学を教えてください』って言ったら、『いつでも聞きに来なさい』って言いましたよね。だから税込170円のウルトラ・ゴールド・プレミアム・ロールケーキを持って、教えてもらいに来たんですよ」

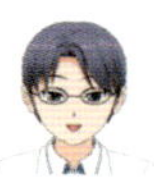

「……わかりました。よい機会です。心力学の初歩の初歩ですが、ウルトラ・ゴールド・プレミアム・ロールケーキに免じて、ご説明させていただきましょう」

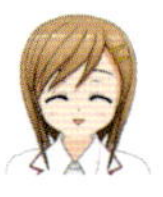

「やった～。ということで、皆さん **『萌える！心力学』** の開講です！　はりきって参りましょう！」

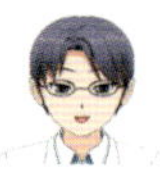

「誰に向かってしゃべってるんですか……」

登場人物のご紹介

初めまして、“曽野くれは”です。
心エコーを始めて2年目。
やっと心エコーの面白さが
わかってきた今日この頃です。
スーパー技師さんを目指してま～す。

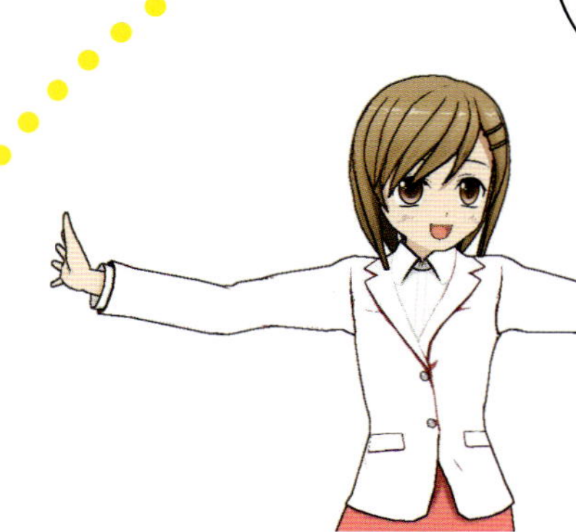

こちらが
新力 学（しんりきまなぶ）先生です。
下戸で甘党の阪神ファン。
お腹が出始めたのが気に
なっている、38歳で～す。

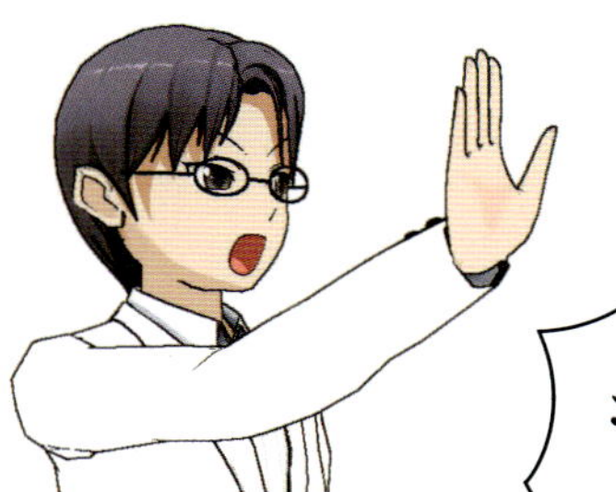

お腹が出ているは
よけいだ！

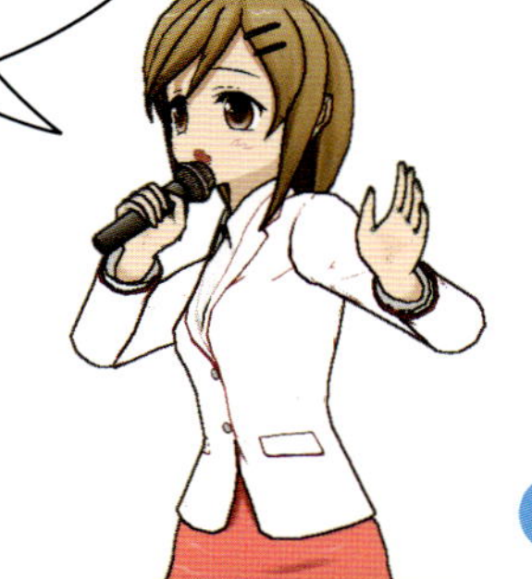

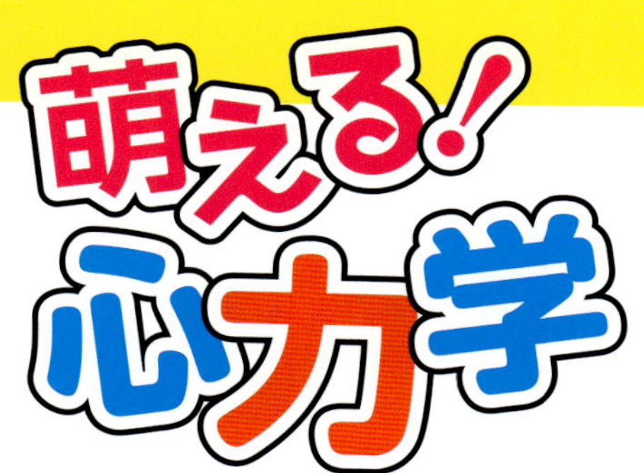

心機能が
やさしくわかる
58 のエピソード

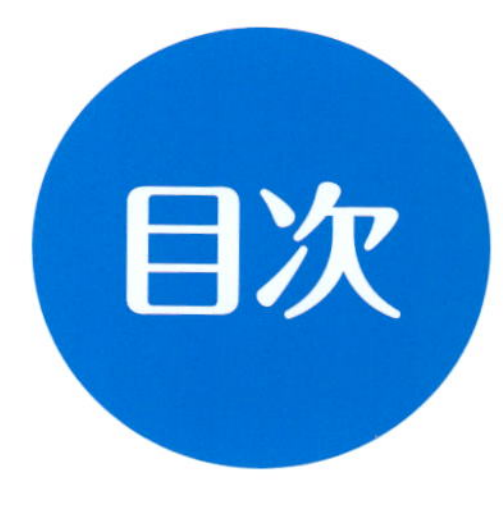

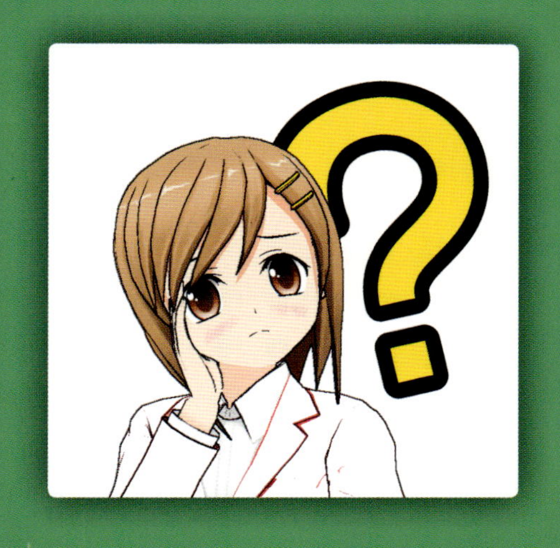

chapter 1
心力学ってなんだろう

“

ヒトの体の中で、「心臓の働き」はどのように決まっているのか、
そしてそれはどのように評価するべきなのか。

この疑問を解くために、古くは 19 世紀後半から研究が続けられてきた。
その結果が古典的な「マクロ」心力学としてまとめられた。

本書はこの古典的心力学を、3 つのポイントから説明していく。

”

1 心力学ってなんだろう

Key Points

- 循環系の血行動態は、心臓だけで決まるのではない。
- 心エコーの各指標も、循環系全体の影響を受けることが多い。
- 『心臓の心拍出量はどのような要素で決まるか』が本書のテーマ。

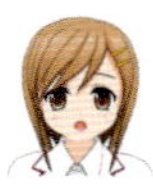

「でも先生、私だって今まで勉強しようとしてこなかったわけじゃないんですよ。ただ、心力学というと何となく敷居が高いというか、よくわからないというか」

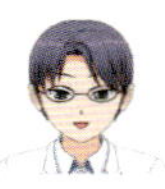

「確かに、そういう意見というか偏見を持っている人は少なくないようだね。今日は、そんな風に思っている人たちにも、心力学ってそんなに難しいものじゃない、ちゃんとわかれば心臓の病気、特に心不全についてのメカニズムがわかって面白いと思ってもらえるように話していこう。

　曽野さんは毎日、心エコーの検査をしているけれど、その時には左室駆出率とか左室容積とか計測しているだろ。でも左室駆出率は何のために測っているの？」

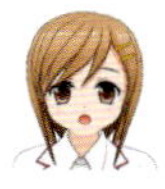

「それは心機能を評価するために決まっているじゃないですか。そんなの常識でしょ。正確に言うなら左室の収縮能ということで、拡張能は E/A で評価しますよ」

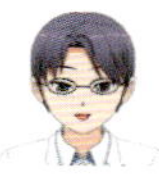

「でも、左室駆出率で心機能がすべてわかるなら左室容積なんて要らないよね。講習会とかでは、偉い先生が『左室駆出率だけじゃダメ』とか、『心拍出量も計測しなさい』とか言うけど、どうしてだろうか？　心機能が悪いと心臓は拡大するけど、それはどうしてかな？」

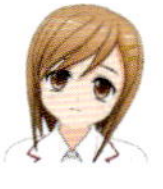

「心不全になると水分が貯留して心臓が腫れてくるってことでしょう。偉い先生が言ってるのは 2D 法だとダメで Simpson 法で測りなさいということかな？　あと前負荷がどうのとか言うけど何のことだか？」

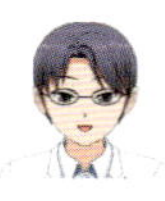

「あまりよくわかっていないようだね。今日は心力学の基本中の基本を説明するけれど、それを理解すればわかってくると思う。まず覚えておいてほしいのは心臓の機能、あるいは循環系の血行動態は心臓だけで決まるのではない、ということだ。もちろん心臓自体の収縮性も大切だけど、心臓から全身の血管に至る循環系の全体も心臓の機能を規定していることを覚えておこう」

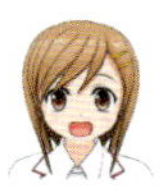

「じゃあ、心エコーで心臓の機能を計測しても意味がないということなの？　私、明日から失業しちゃう？　ハローワークへ行かなくっちゃ！」

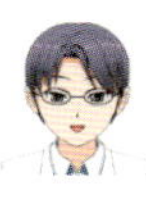

「そうではなくて、心エコーの指標にはそれぞれ生理的意味があり、かつ血管を含めた循環系というシステムの影響を受けているということだよ。例えば、左室駆出率も心筋の収縮と同じぐらい末梢血管系の影響を受ける指標なんだ。電気回路で電流の大きさを考える時には、電池の強さも大切だけど、回路のつなぎ方や抵抗なんかの影響が大きいのと同じことさ。

いや、そんな例を出さなくても、心不全の患者さんで、心臓には変化がなくても利尿剤や血管拡張剤で治療をしたら左室容積が小さくなり、左室駆出率も良くなることはよく目にするだろう。循環系というシステムを改善することで心臓も改善するという例だ。

心力学の一番大きな目的は循環系というシステムの中で心臓の働きはどう決められるか、どのように評価して、どのように変えることができるかを明らかにすることだ。今日の話も『心臓の心拍出量はどのような要素で決まるのか』ということを中心のテーマとする。これこそは古典的な心力学の目的だし、心不全の臨床にも一番役に立つからね」

心力学をエコーで見てみよう！ 1

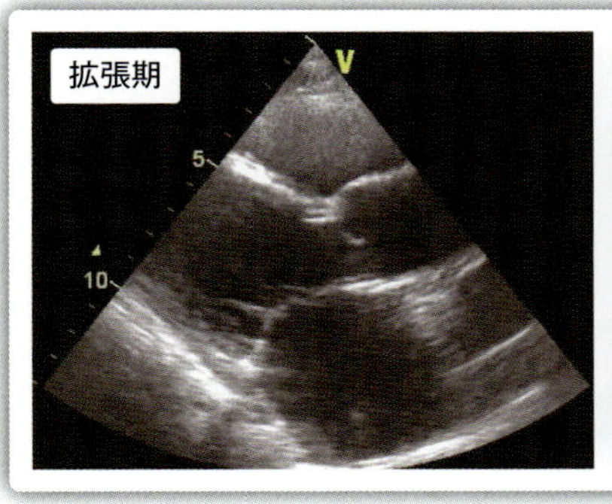

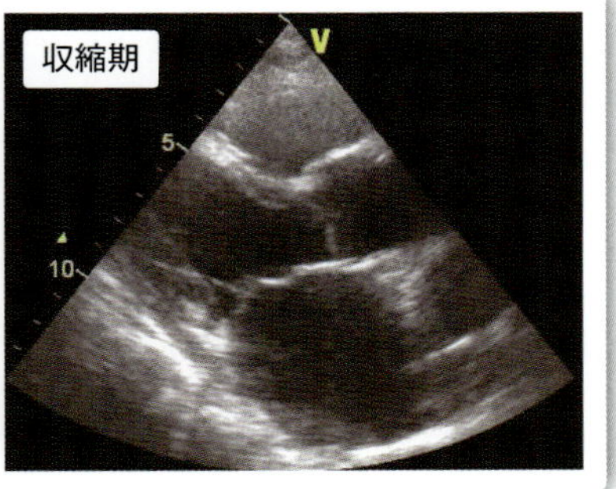

症例　心筋梗塞の既往のある67歳の男性

心不全の増悪にて緊急入院。

入院時の心エコーでは左室駆出率 40%、また下大静脈径は 1.8 cm で呼吸性変動も消失していた。

入院後、利尿剤を中心とした治療により心不全は改善した。

2 週間後の心エコーでは下大静脈径は 1.3 cm に縮小するとともに左室駆出率も 58%と改善していた。

どうして利尿剤の治療だけで左室駆出率も改善したのだろう？

2 フランク先生とスターリング先生

Key Points

- 本書では「フランク - スターリングの法則」「左室圧 - 容積関係」「心室 - 動脈連関」の３つを説明する。
- どのような条件を一定にした実験での結果なのか、ということも大切。

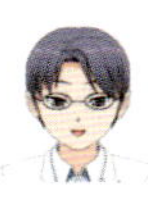

「今日の話は古典的な心力学ってことだけれど、心力学でいつも最初に出てくるフランク - スターリングの法則の、その元になった研究っていつ頃のものだと思う？」

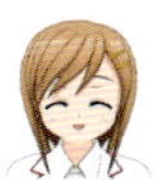

「先生のようなおじさんが古典的というぐらいだから、たぶん古い研究と思うわ。前の東京オリンピックの前ぐらいの、1960 年頃かな」

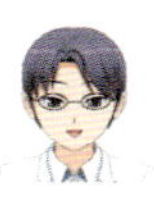

「ブッ、ブー。今、『フランク - スターリングの法則』と言われているものの基本は、1912 年および 1914 年にスターリング先生（Ernest H Starling）が発表した研究でまとめられたんだよ。で、スターリングの研究に先立つものとして、全く別の研究を既に発表していたのがフランク先生（Otto Frank）で、この研究が 1895 年。明治 28 年、日清戦争が終わって、樋口一葉が『たけくらべ』を発表した年だよ」

アーネスト・スターリング
(1866～1927)

オットー・フランク
(1865～1944)

たけくらべといえば
「民さんは野菊のような人だ」
って話だな。
ちがう
ちがう

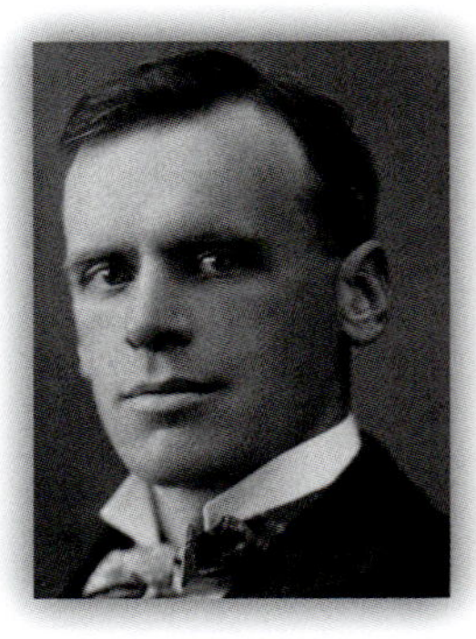

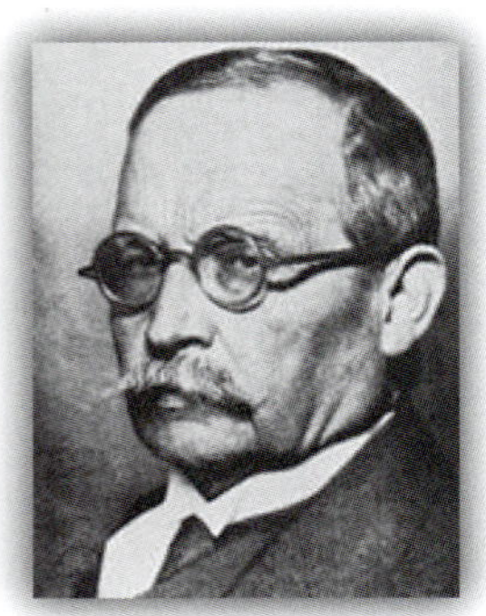

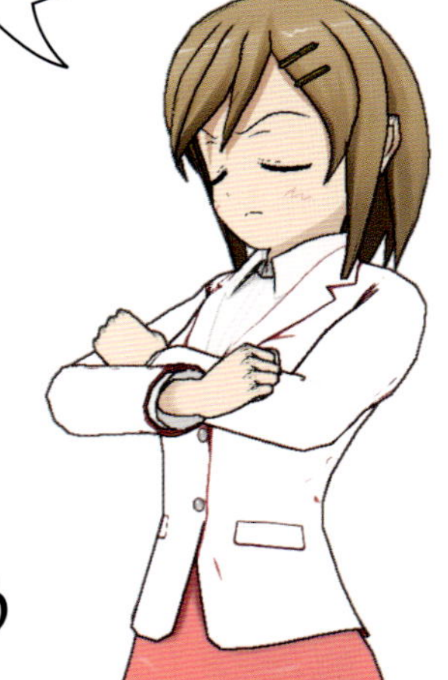

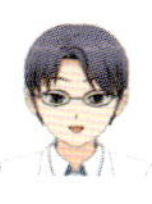

「今日の話の内容は主に『20 世紀』の実験に基づいている。そんな時代だから、たくさんの条件をうまく制御した実験は難しく、特定の条件だけを固定した実験にならざるを得なかった。だから、どういう実験系でどの条件を一定化させた上での結論か、に気をつけておく必要がある。昔の実験だから仕方がないのだけれど、心力学の勉強をややこしくしている欠点でもある。生きている人間の循環系にそのまま当てはめると、大きな間違いをしてしまうこともあるので要注意だよ」

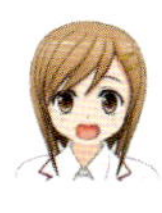

「うへー、ややこしそう」

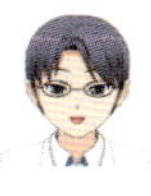

「そうならないように順序立てて話をしていくよ。で、今日の話の内容は３つ。

①フランク－スターリングの法則
心筋長・左室容積が大きいと発生する圧は大きい
②左室圧－容積関係
心周期での左室の圧と容積の関係が、前・後負荷でどう変化するか
③心室－動脈連関
左室の発生圧が末梢血管抵抗でどのように変化するか

グラフがいくつか出てくるけれど、何と何の関係のグラフか、横軸は何で縦軸は何かをはっきり意識することも大切だよ」

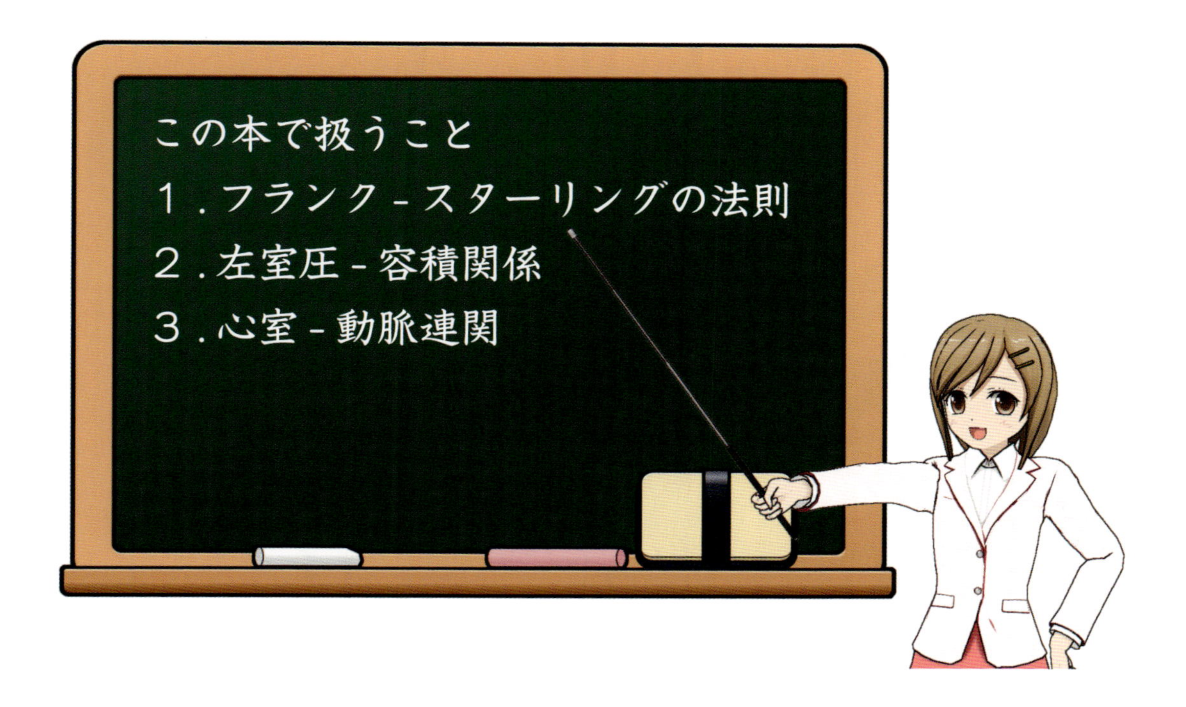

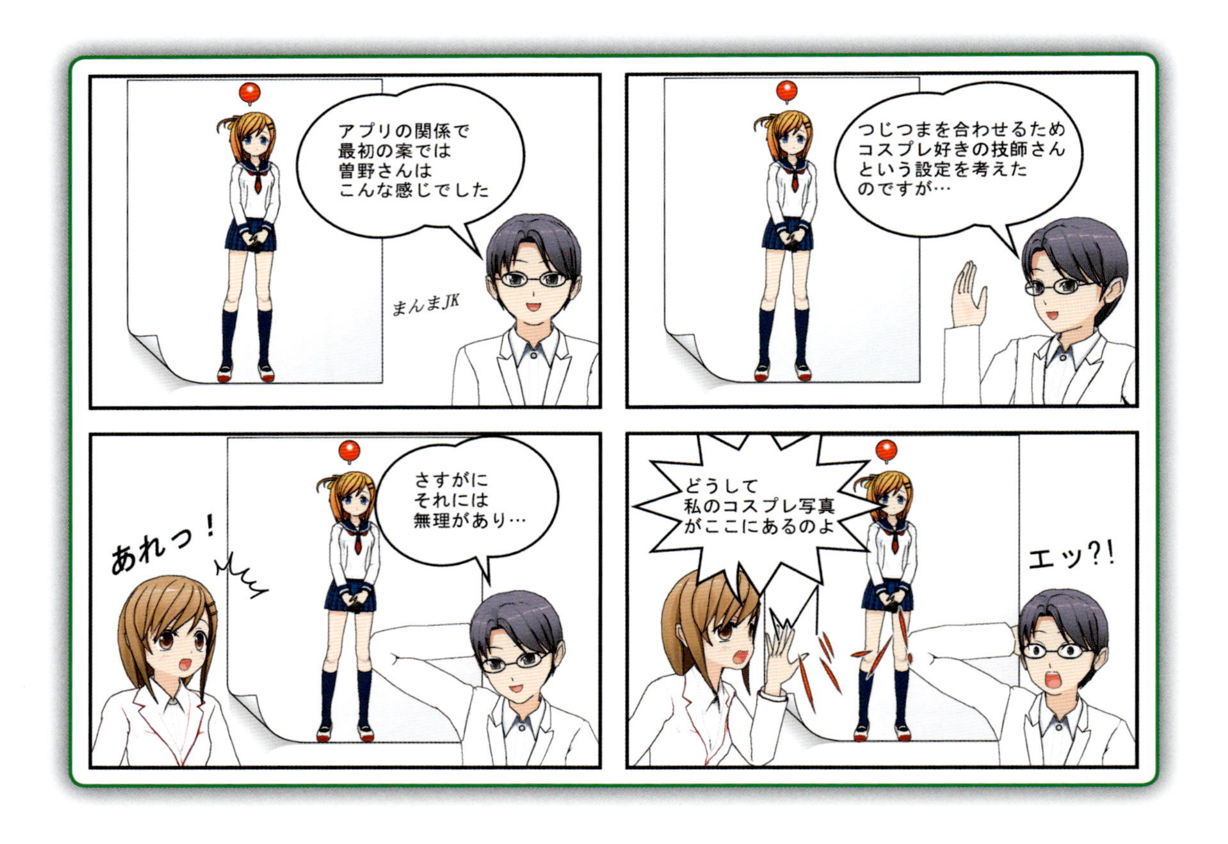

アプリの関係で
最初の案では
曽野さんは
こんな感じでした
まんまJK
つじつまを合わせるため
コスプレ好きの技師さん
という設定を考えた
のですが…
さすがに
それには
無理があり…
あれっ！
どうして
私のコスプレ写真
がここにあるのよ
エッ?!

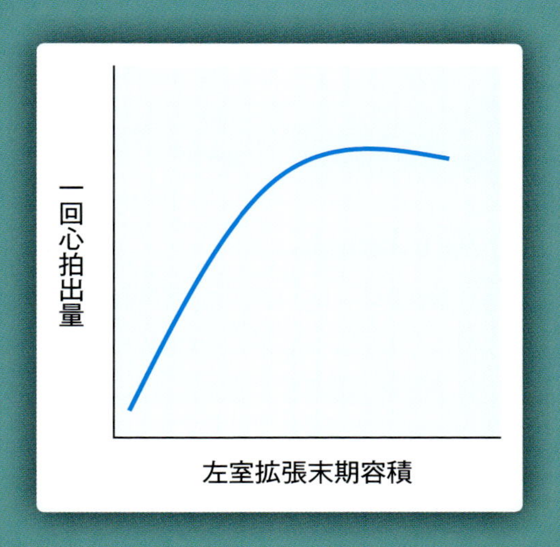

chapter 2

フランク-スターリングの法則

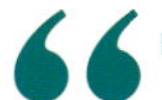

フランク－スターリングの法則こそは
心力学の基礎であり、スタートポイントだ。

非常に古い法則だが、その重要性は今日の臨床においても
全く色あせていない。

本章ではフランク－スターリングの法則とはどのようなものかを
解説する。

3 chapter 2　フランク－スターリングの法則

筋肉とゴムひもの違いは？

Key Points

- 筋肉は、より長く引き伸ばされるほど収縮時に強い力を発生する。
- この現象は心筋でも認められる。
- 筋肉の初期長が長いほど、カルシウムに対する感受性が高くなることが機序。

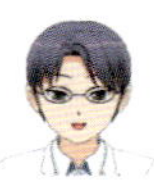

「では、いよいよフランク－スターリングの法則について勉強していこう。曽野さんも名前ぐらい聞いたことはあるよね？」

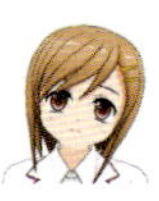

「えーっと、何となく聞いたことのあるような、ないような……」

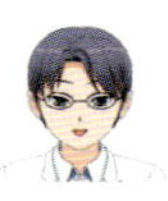

「この機会にしっかり覚えておこう。フランク－スターリングの法則を一言で言うと、『心筋はより長く引き伸ばされるほど強い力を発生する』ということだよ」

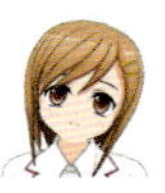

「何となくわかったような、わからないような……」

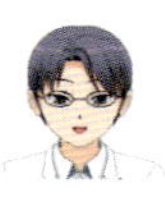

「そもそも、フランク先生やスターリング先生の研究に先立つこと半世紀以上、19 世紀前半の 1832 年頃に行われた、骨格筋についての研究からすべては始まった」

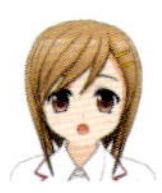

「1832 年って、いくらなんでも古すぎるよ。丸っきり江戸時代じゃん」

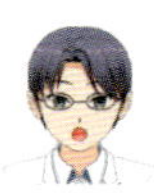

「日本じゃ天保 3 年だよ。それはさておき、そのころ骨格筋を取り出してきて、その筋肉が発生する力についての研究が行われたんだ。そこでわかったことは、筋肉をある長さにまで引っ張った状態で力を発生させると、その長さが長いほどより強い力が発生するということ。注意してほしいのは、この実験では収縮しても長さは変わらないように筋肉は固定されていて、発生する力の強さを計測しているということ」

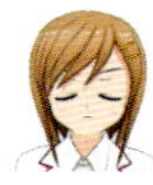

「うーん、それってゴムひもを思いっきり引っ張ったほうがより強い力で、パチンと戻るということかな」

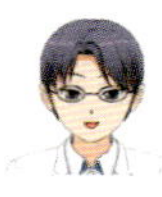

「そうだね、イメージとしてはわかりやすいたとえだね。初心者としてはそう覚えておくのはいいと思うよ。ただし、原理的にはゴムひもの場合と筋肉の場合は全く違うものだからね。ゴムひもは元の長さに戻ろうとする弾性による力だけど、筋肉の場合はそのままの長さで発生する力だからね」

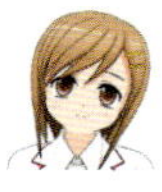

「そこのところがわかりにくいんだなぁ。ゴムひもならよくわかるんだけど、筋肉がどうして長さが長いほど強い力を出せるのかしら……」

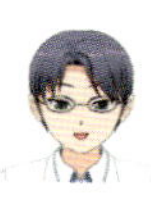

「これについては、筋肉の分子的構造にも関係するので本書の範囲を超えるのだけど、大雑把に言うと、筋肉は長さを伸ばすほどカルシウムに対する感受性が高くなると考えてもらえばいい。筋肉を収縮させるのは細胞内のカルシウム濃度の上昇だから、カルシウム感受性が高いと同じ細胞内カルシウムでも強い力が発生することになる。

今までの話は骨格筋の話だったけれど、この筋肉の長さと力の関係は基本的には心筋でも成り立つ。この『心筋は収縮開始時により長く引き伸ばされるほど、より強い力を発生する』というのが心力学の基本中の基本だからよく覚えてほしい」

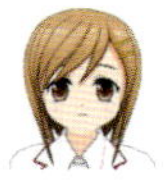

「この関係がフランク－スターリングの法則なのね」

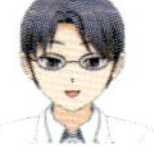

「違う、違う。これは『筋肉長と張力の関係』であって、まだ『フランク－スターリングの法則』じゃないよ」

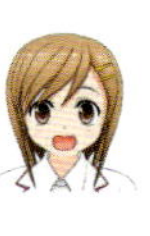

「**え**ーっ！！」

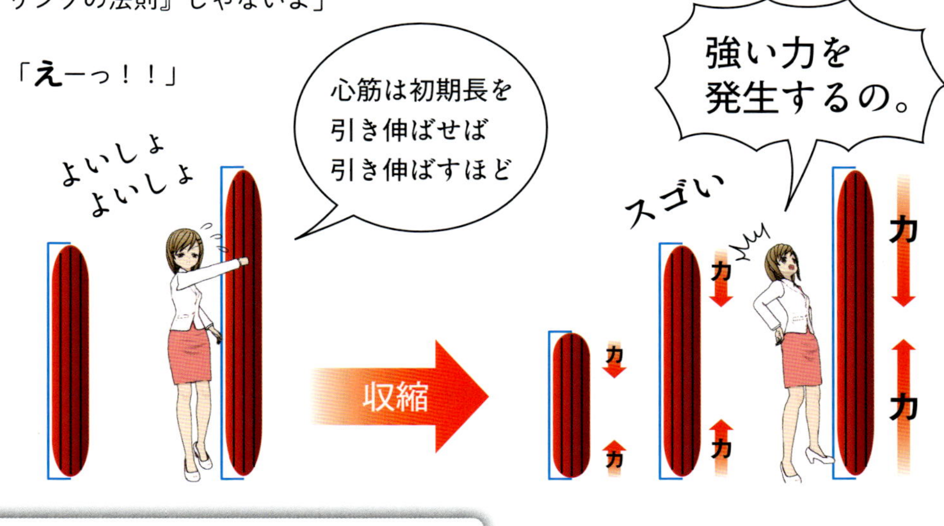

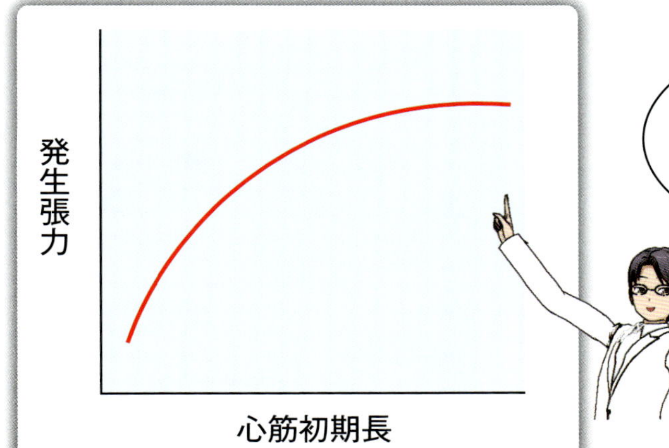

これがフランク - スターリングの法則だ

Key Points

- フランク - スターリングの法則は、左室拡張末期容積と一回心拍出量の関係。
- 拡張末期の左室容積が大きいほど一回心拍出量は大きくなる。
- 心臓は、灌流血液量の増加に対し心室を大きくし拍出量を増やして適応する。

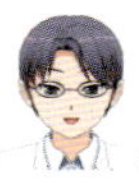

「今まではあくまで取り出してきた筋肉についての話。前回のグラフも横軸は筋肉の長さ（収縮前の長さ＝初期長）、縦軸は筋肉が収縮する時の力（発生張力）にしていたよね。それに対してフランク - スターリングの法則は 1 個の心臓がどのような力を発生するかについての法則なんだ。基本形は、横軸は拡張末期、つまり収縮が始まる直前の左室容積、縦軸は一回心拍出量のグラフ（図 1）。収縮が始まる時の左室の容積が大きいほど一回心拍出量が大きくなる、ということだ。

縦軸、横軸を何にするかについてはバリエーションがあり、それについてはあとで説明するよ」

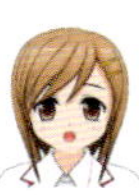

「曲線の形は前の筋肉のグラフとよく似ているのね」

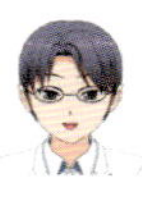

「ほぼ同じと考えてもいいよ。ただし心筋長と左室容積の関係は直線的じゃないから、全く同じものになるとは考えにくいけどね」

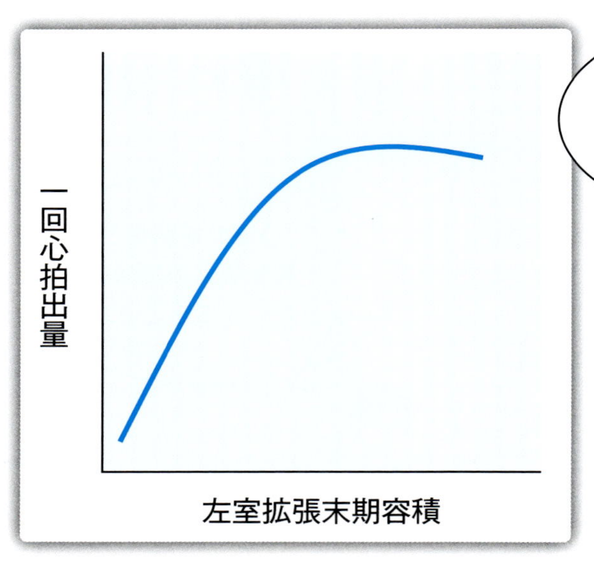

図 1　フランク - スターリングの法則

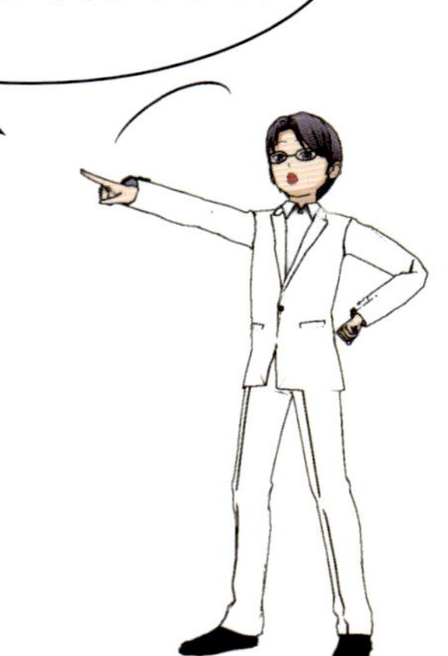

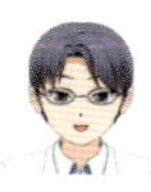

「フランク - スターリングの法則と言っても、フランク先生とスターリング先生は一緒に研究をしたわけじゃないし、実験系も違う。フランク先生の実験は取り出してきたカエルの心臓を使って、容積が変化しない状態で心筋が収縮した時の発生圧を、拡張期の圧を変化させて計測した。スターリング先生は、開胸モデルで一定の大動脈圧に対して心臓がどのように血液を拍出するかを調べる実験をしたんだ（図2)。大動脈圧を一定にしたのは、当時の実験技術の水準から心臓の仕事量を測定することが難しく、血圧を一定にして心拍出量を測定することで心臓の効率の目安にしようとしたからだ。このような実験系で心臓へ還ってくる血液量を増やすと、最初は心室が大きくなるのだけど、すぐに還ってきた血液量の増加に見合うだけの血液を拍出することを示した」

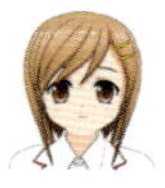

「それって当たり前じゃん。心臓へ還ってきた血液が同じだけ出ていかないと心臓の中に血液がたまって、心臓はどんどん大きくなっちゃうよ」

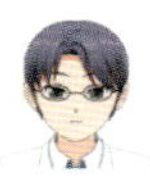

「そう言ってしまっては元も子もない。そうではなくて、心臓が循環血液量の増加に対して、心室を大きくするとともに拍出量を増やすことでちゃんと適応できるということを示したんだ。さらに左室の容積と心拍出量をプロットすると図1のような曲線になること、これはすごいことなんだよ」

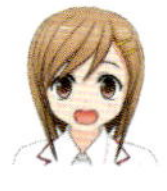

「えー、どこがすごいのか、よくわかんないよ」

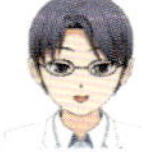

「このあと実際の心臓で、この曲線＝フランク - スターリングの法則がどのように役に立つかを説明するので、すごさがわかるよ」

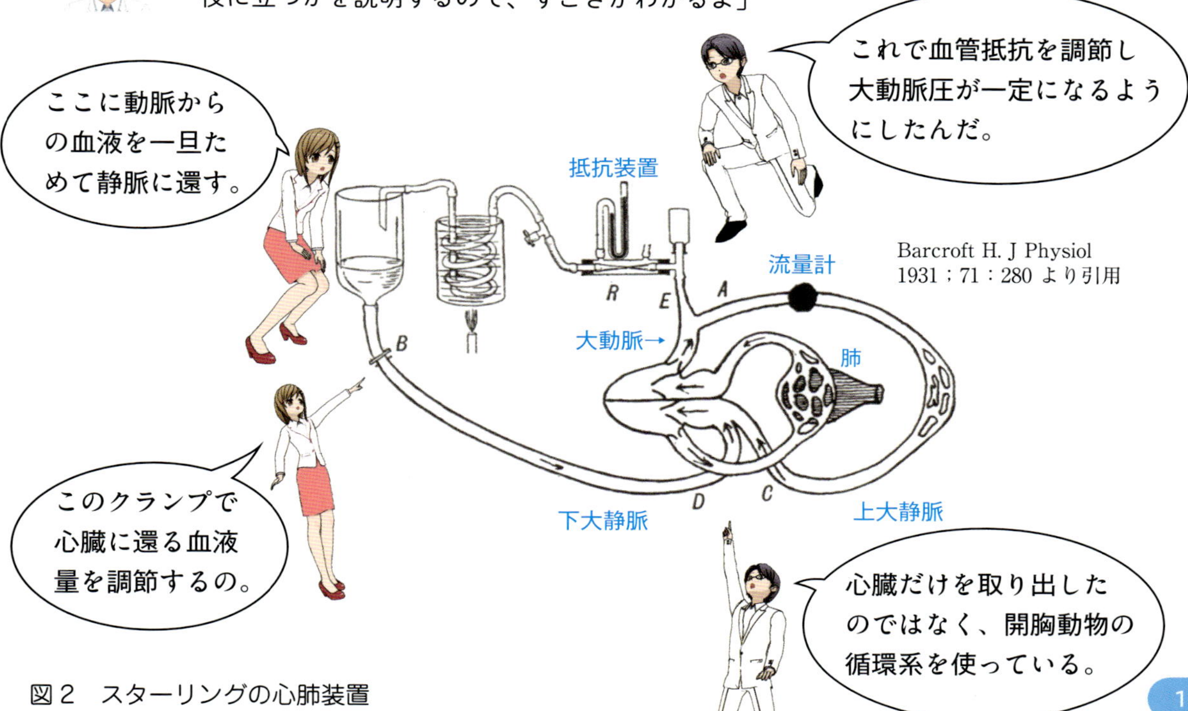

図2 スターリングの心肺装置

chapter 2　フランク－スターリングの法則

どっちが本家で、どっちが元祖

Key Points

- フランク－スターリングの関係の縦軸は「一回心拍出量」か「心内圧」。
- 横軸は「左室拡張末期圧」か「左室拡張末期容積」。
- 歴史的な経緯によるもので、どちらも間違いではない。

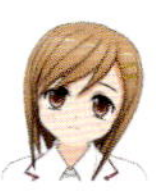

「ところで、フランク－スターリングの法則の説明って、本によって違っているような気がするんです。さっきの説明だと横軸は左室の容積、ということだったけれど、左室の拡張末期圧と書いていることも多いように思えます。左室の容積と圧は全く別のものなのに、どっちが正しいのかしら？」

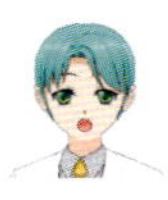

「それは、僕もずっと疑問に思っていたところなんだ」

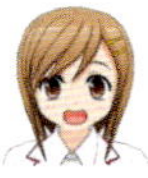

「あれ、若狭先生！」

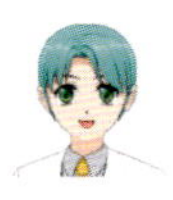

「やあ、たまたま医局に来たら面白そうな話が聞こえたので。先生、ぜひ僕にも心力学の話を聞かせてください」

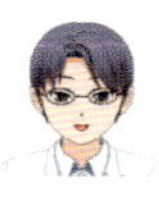

「もちろん大歓迎だ。一緒に勉強しよう。そのほうが曽野さんも喜ぶだろうしね。

　さてフランク－スターリングのグラフの横軸だけど、左室容積も拡張末期もどちらも間違いではないんだ。さっき説明したオリジナルのスターリングの実験系（☞17頁図2）だけど、この時代には左室容積を計測することは難しかった。そこで、右房へ血液を灌流させる血液溜を上下させることで心臓の血液充満度を変化させ、心拍出量の変化を測定した。だから**オリジナルのグラフでは、横軸は右房圧≒左室拡張末期圧、縦軸は一回心拍出量**になっている。だから横軸が左室拡張末期圧というのは、『元祖』スターリング屋謹製というところだね」

ご紹介します。
憧れの「若様」こと
若狭先生で～す。
後期研修医の
若狭マサルです。
よろしく。
ビシッ！

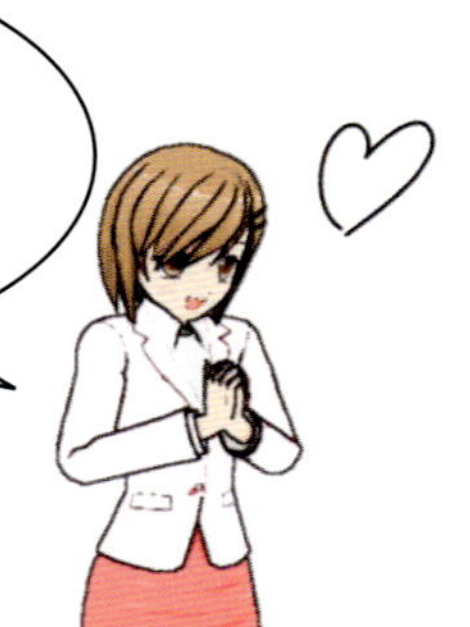

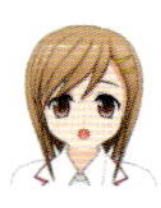

「でも、横軸が拡張末期の左室容積というのも間違いではないですよね」

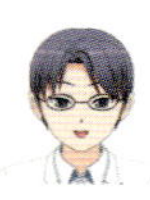

「もちろん正しい。最初に説明したように、心筋は『より長く引き伸ばされるほど強い力を発生する』わけだから、左室についてもより引き伸ばされて容積が大きいほど発生する力が強くなるのは当然だ。オリジナルの実験系でも血液溜を高くすると、まず左室容積が大きくなってから心拍出量が増加する。だから横軸を左室容積にするのは全く正しい。心筋の性質とリンクしたこちらのグラフは『本家』かな」

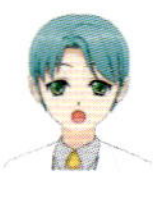

「今でも左室容積を正確に測ることは臨床では難しいですよね。MRI などでかなり正確に測定できるようになりましたけれど、どんな例でも簡単に測れるというわけにはいきません。臨床では、やはり左室拡張末期圧のほうがわかりやすいな」

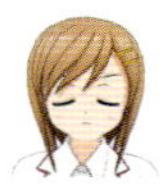

「確かに、左室拡張末期圧なら右心カテーテルの肺動脈楔入圧として計測できるし、心エコーでも肺動脈弁逆流や組織ドプラの E/e' から推定できますからね」

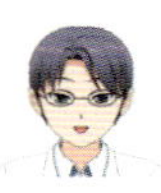

「縦軸は収縮期に発生する圧力だったり、心拍出量だったり、左室の仕事量なんかもある。フランクの実験系だったら心内圧だし、スターリングだったら一回心拍出量になるけれど、後者は本来は血圧を一定にした条件下での実験だったね。

臨床で使うには横軸が左室拡張末期圧、縦軸が一回心拍出量の『元祖』がわかりやすい。ただ、あとで扱う圧－容量曲線との関係は、横軸を左室拡張末期容積、縦軸を心内圧にした『本家』のほうが説明しやすいね。本書では主に『元祖』タイプで説明するけど、必要に応じて『本家』も使ったりするよ。どちらでも間違いではないから、安心してね」

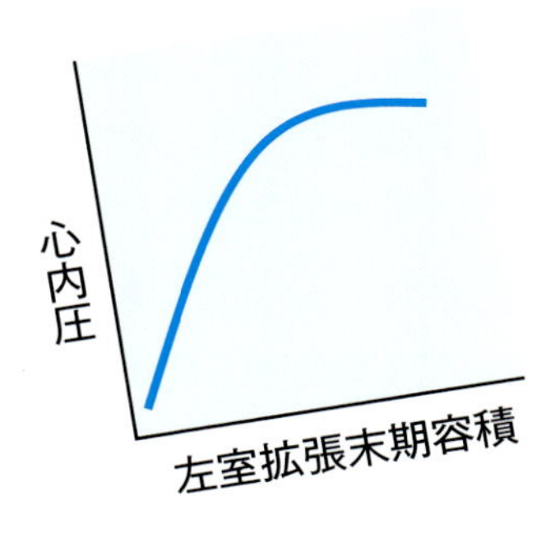

本家？

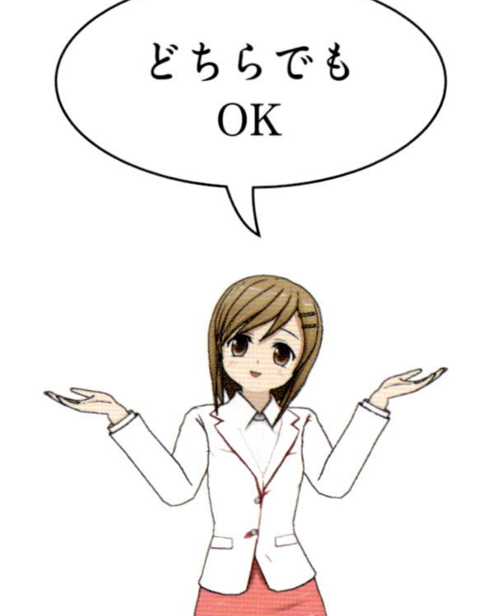

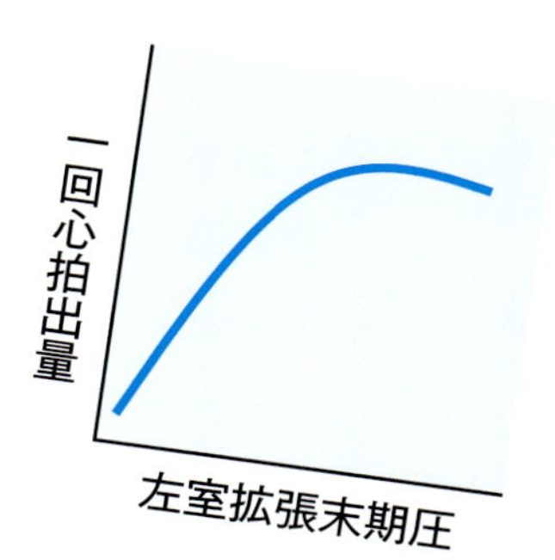

元祖？

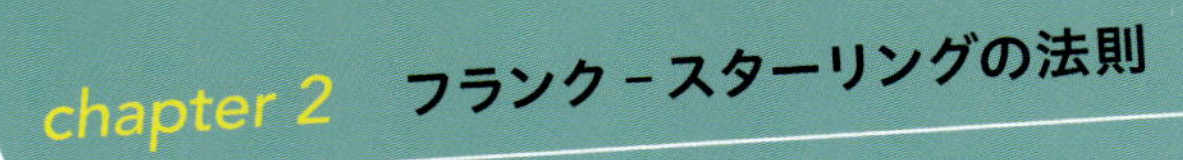

6 前負荷・後負荷とは？

★ Key Points

- 前負荷とは、収縮「前」に筋肉を引き伸ばす力。
- 後負荷とは、発生圧一定の時の回路の抵抗。
- 臨床的には、前負荷＝右房圧、後負荷＝血管抵抗、と使われている。

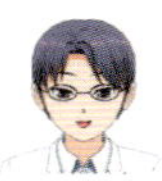

「フランク－スターリングの法則を勉強したついでに、よく使う言葉で『前負荷』と『後負荷』についても説明しておこう。若狭先生はもちろん前負荷と後負荷についてはちゃんと説明できるよね」

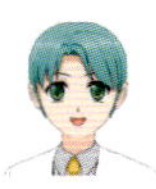

「ハイッ、前負荷は右房圧で、後負荷は末梢血管抵抗だと思います」

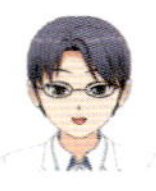

「ではどうして前負荷、後負荷と呼ばれるのかな？」

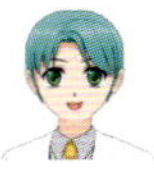

「ハイッ、血液の流れで左室より前にくるのが右房で、後ろにくるのが末梢血管だからです（キリッ）」

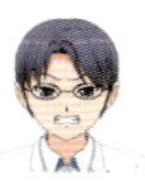

「うーむ、そんな爽やかに間違ってもらっても困るんだが」

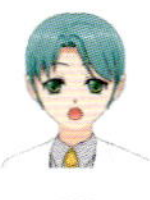

「**えっ**、違うんですか？」

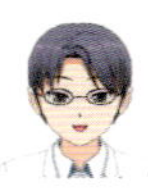

「前負荷（preload）は、最初に出てきた骨格筋や心筋での収縮の実験がもとになっているんだよ。その昔は取り出した筋肉の長さを調節することが難しかった。そこで、筋肉に重りをつけて筋肉を引っ張ることで心筋の長さを調節していた。筋肉が収縮する前にかける負荷なので、前負荷という名前がついたんだ。だから、本来の前負荷とは収縮『前』の心筋長、あるいは心筋長を規定する心筋への負荷のことをいう。

心臓では心筋の長さを調べることはできないので、左室拡張末期容積を前負荷と言ったり、あるいは容積を規定するものということで左室拡張末期圧を前負荷と言ったりしている。臨床的にはその使い方でも悪くないと思う。でも本当は必ずしも正しい用語の使い方ではないことを覚えておいてほしい。心筋長という一次元についての用語を、そのまま容積という三次元のものに当てはめるというのは、乱暴だよね。だから前負荷という言い方はやめて、左室拡張末期容積とか末期圧とかの用語を使うべきという考えもある。ただ、現場でも長年使われてきた用語なので、なかなかなくなることはなさそうだ」

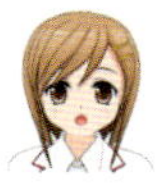

「では、後負荷はどうですか？」

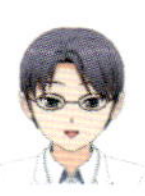

「昔の筋肉の実験では、収縮する時に筋肉長が一定になるように、筋肉に重りをかけて引っ張ったんだ。筋肉長が保たれるということは、筋肉を引っ張る力と発生張力が同じだから、発生張力を重りの重さとして測定できた。この筋肉を引っ張る力＝発生張力を前負荷に対して後負荷（afterload）と呼んだんだ」

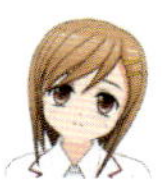

「でも臨床で後負荷という時には、若狭先生の言ってたように発生する力じゃなくて血管抵抗のことを指すように思うけど……」

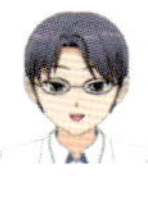

「スターリングの実験（☞17頁図2）は、当時の技術の範囲で正確な測定をするために、色々と工夫をしている。その一つが大動脈側の圧を一定に制御したことだ。大動脈弁は左室内圧が大動脈側の圧を超えた時に開くのだから、大動脈を一定にすることで、発生する左室内圧を一定にしながら、各種の条件を変える実験ができたんだ。臨床で大動脈側の血管抵抗を後負荷と呼ぶのは、このスターリングの実験系で圧を一定にするための抵抗装置からきていると思われる。だから心力学的には本来の意味の後負荷とは違っているね。でも臨床的には大動脈圧ではなく血管抵抗の意味で使われるのが実情だ。本当は不正確な後負荷という言葉より、血管抵抗などと呼ぶべきだろうね」

心筋が収縮する「前」に、心筋を引っ張って伸ばすのが前負荷。
心筋が収縮した「後」に、圧を一定にする抵抗が後負荷。
これ
S
R
E
A
B
D
C
臨床では右房圧＝前負荷、末梢血管抵抗＝後負荷として使われてるけどね。

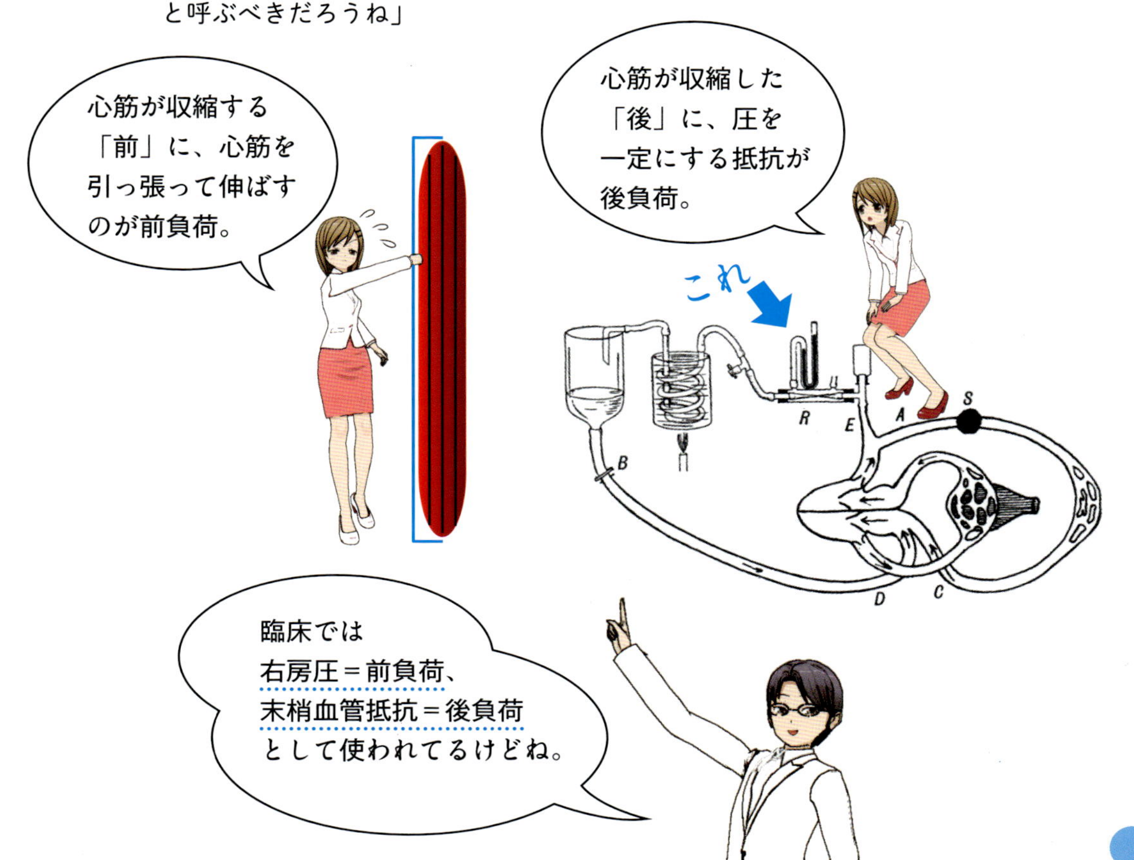

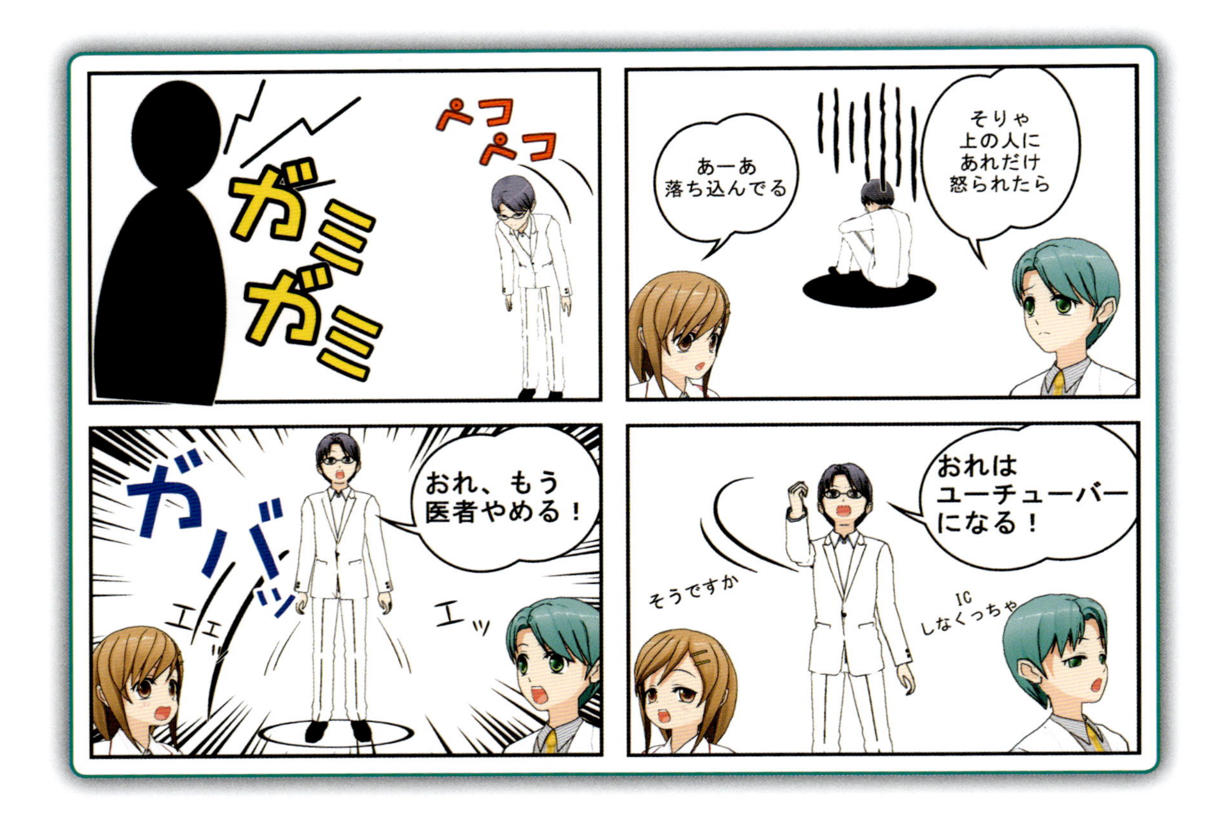
ガミガミ
ガミ
ペコペコ
あーあ
落ち込んでる
そりゃ
上の人に
あれだけ
怒られたら
ガバッ
おれ、もう
医者やめる！
エェッ
エッ
おれは
ユーチューバー
になる！
そうですか
IC
しなくっちゃ

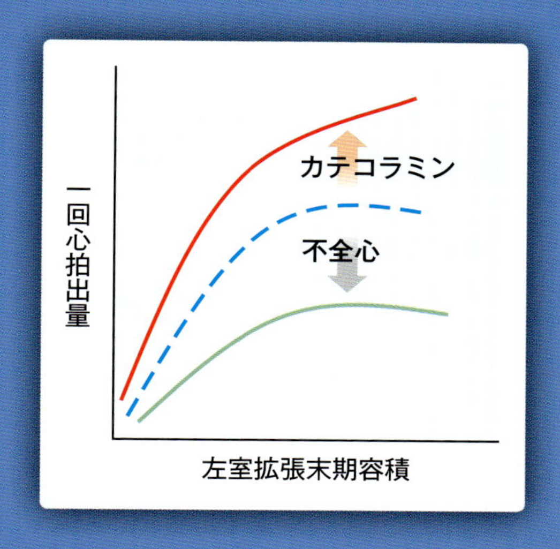

chapter 3

臨床での フランク-スターリングの 法則

“

フランク－スターリングの法則が今日でも重要な理論であり続けているのは、この法則が不全心における心臓のふるまいを説明してくれるからだ。

フランク－スターリングの法則から不全心における強心薬の効果、輸液や利尿剤の及ぼす影響を理解することができる。

本章ではそんなフランク－スターリングの法則の臨床での有用性について説明する。

”

不思議の国のフランク－スターリング

Key Points

- 輸液などで循環血液量が増えると、心拍出量は増える。
- 出血・利尿剤などで循環血液量が減ると、心拍出量は減る。
- これらの変化はフランク－スターリングの法則に基づく。

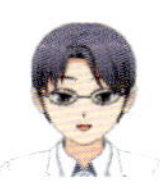

「フランク－スターリングの法則の基本を話すのに、ずいぶん回り道をしてしまったね。ここらで、本来の話に戻って、まずフランク－スターリングの法則が臨床的にどういう意味を持つのかを見てみよう」

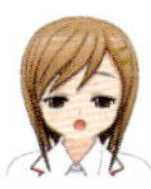

「やれやれ、やっとスタートラインに戻ったわけですか。さすが年寄りは気が長いですねえ～」

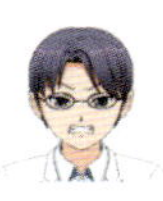

「**な！**　な、なにを生意気な！」

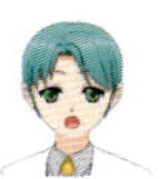

「そんなに怒らないで。血圧が上がりますよ。ちなみに臨床でのフランク－スターリングの法則というと、『輸液をすると血圧が上がる』ということですよね」

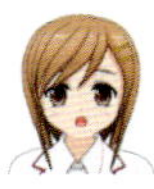

「新力先生の場合は輸液しなくても、少しからかっただけで血圧が上がりますけどねえ」

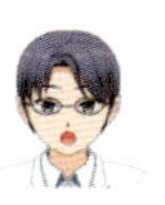

「（ここはグッと我慢するところだ、大人なんだから）若狭先生の言う通り、輸液により循環血液量が増えると、左室容積も増え、あるいは左室拡張末期圧も上昇する。次頁の図のように心臓の状態は、フランク－スターリングの曲線の右のほうへ動き、心拍出量が増える。血管抵抗が変化しなければ心拍出量が増えると血圧も上昇する。

この左室容量増加による心拍出量の増加は非常に効果的な昇圧法だ。事故などでの出血に伴うショックはもちろんのこと、いずれの原因によるショックでも、とにかく大量の輸液での血圧維持が緊急的な治療の第一歩だ。その基本となるのがフランク－スターリングの法則なんだよ」

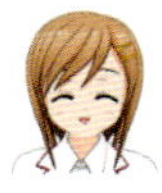

「フランク先生、偉い！　スターリング先生、偉い！」

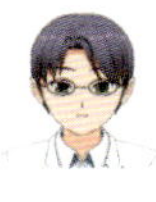

「今さら君に褒めてもらっても、二人とも喜ばないと思うけど……」

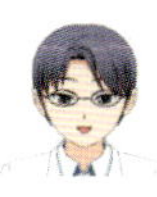

「ところで、輸液をするとフランク－スターリングの曲線上を右に移動して心拍出量は増えたけれど、逆に左のほうにいくとどういうことになるかな？」

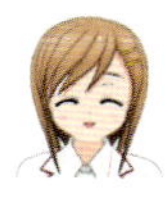

「左室容積が小さくなって、心拍出量も低下することになります。輸液と逆の状態で、循環血液量が減ると血圧が下がるということですね」

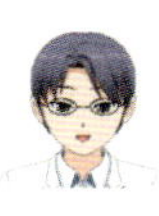

「代表的な例で言うと、心不全の患者さんに対して、肺うっ血を改善するつもりで利尿剤を使った時に血圧が下がってしまう場合がそうだね」

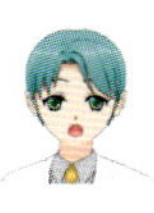

「僕も初期研修の時、血圧の低い心不全患者さんへの利尿剤投与でずいぶん先輩に怒られました」

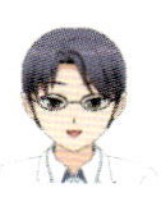

「いや、利尿剤を使うのが悪いというのではなく、注意が必要だという話だから誤解しないように。心不全での肺うっ血の改善には利尿剤は基本的治療法だし、臨床的には利尿によって逆に血圧が改善する場合も少なくない。この利尿剤と血圧の関係は大切だから、あとで詳しく話そう」

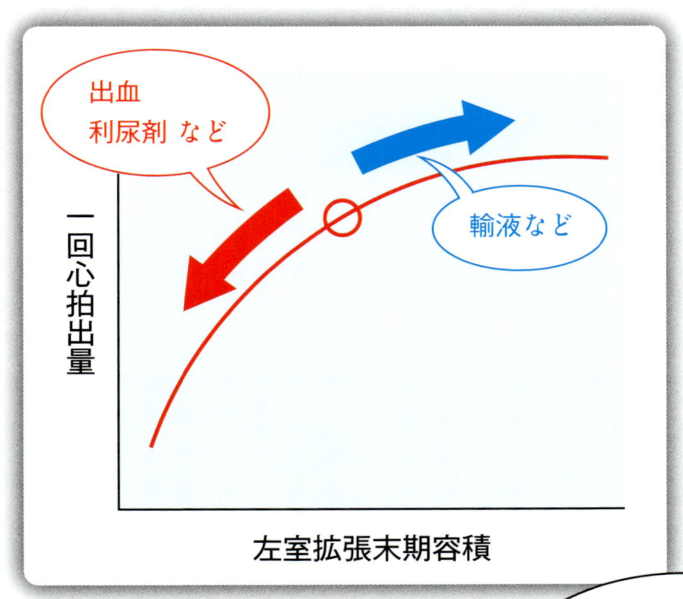

Drink Me

Eat Me

“Drink Me” で水を飲めば大きくなり、“Eat Me” で利尿剤を食べれば小さくなる。アリスとは逆だけど。

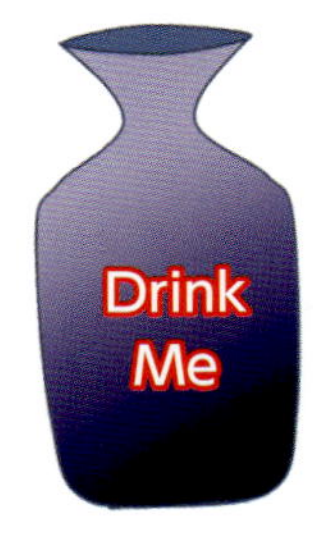

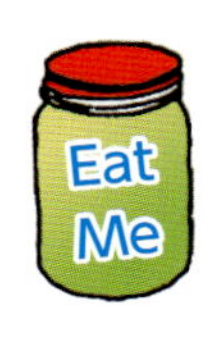

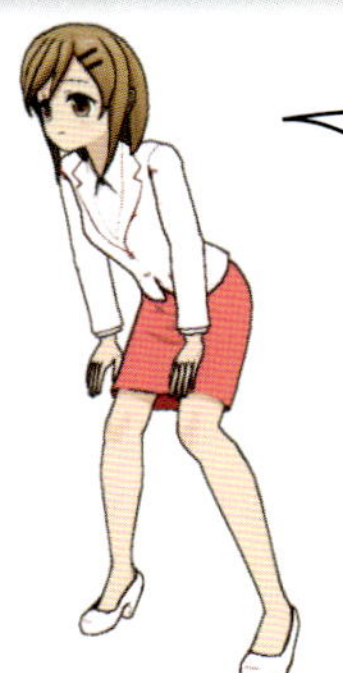

8 出血の時にはどうなる?

Key Points

- 出血では、前負荷の低下により発生する心内圧は低下する。
- しかし交感神経系の代償的活性化で、心エコーでは過剰収縮に見える。
- 後負荷の影響は、フランク - スターリングの法則のみでは十分に説明できない。

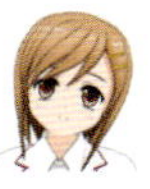

「でも、納得できないことがあるんです。フランク - スターリングの法則は簡単な関係だし、わかったと思います。輸液で血圧が上がるのはよく見るし、利尿剤で血圧が下がって困ったという話もよく耳にします。問題は、出血の場合です。

この前、救急外来からプレショックの原因精査のために心エコーの依頼があったんです。色々な検査で、消化管出血が原因とわかったのですけど、心エコーでは、左室はすごくよく収縮していました。下大静脈径は縮小し循環血液量の低下と合うのですけど、左室の壁運動は全体に過剰収縮といった感じでした。

教科書でも『出血性ショックでは下大静脈径の低下と左室の過剰収縮が特徴的所見』って書いてあります。でもフランク - スターリングの法則だと右房圧＝前負荷が低下しているのだから、心筋の収縮性は低下してるはずですよね」

心力学をエコーで見てみよう 2

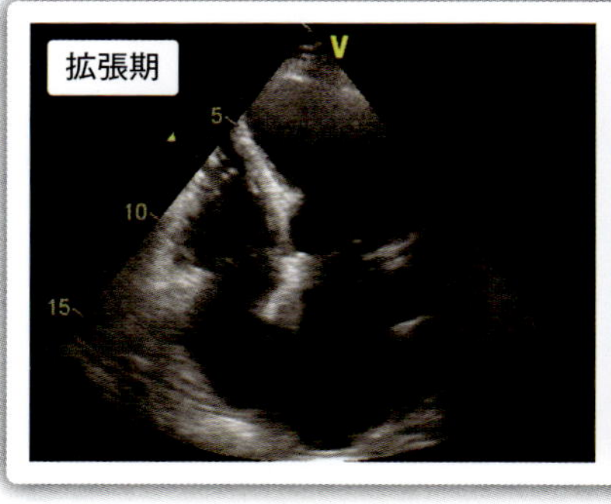

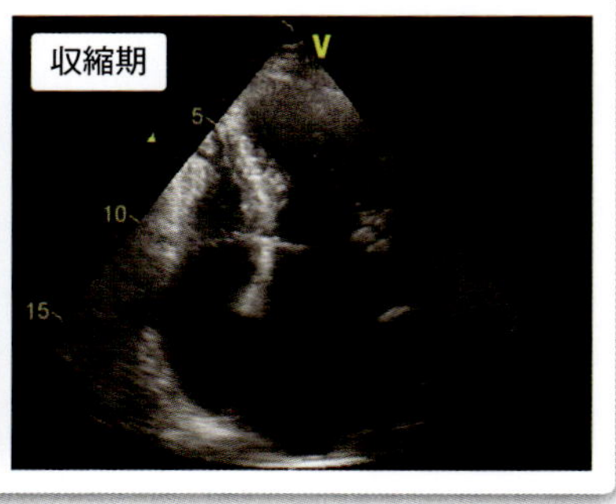

症例　心房細動の 71 歳の女性

心房細動に対して抗凝固薬を服用していた。1 週間前より黒色便が出現。次第に全身倦怠感、ふらつきが出現し来院。

全身の冷感が著明であり、血圧は 105/44 mmHg。採血ではヘモグロビン 4.9 g/dl と著明な貧血であった。

心エコーでは下大静脈径は 0.9 cm に縮小していたが、左室駆出率は 75% と以前よりもやや高い値であった。

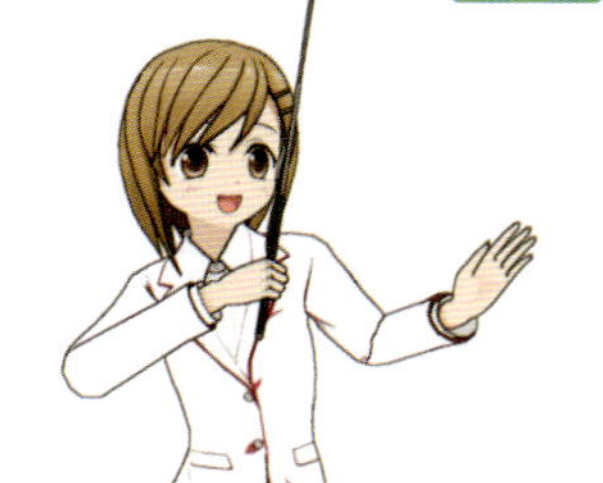

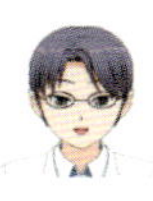

「なるほど。なまじフランク－スターリングの法則を考えるから、わけがわからなくなったようだね。

左室壁が過剰収縮になっている原因は、交感神経系が血圧低下に対して代償的に亢進しているからだ。出血で血圧が下がれば必ず心拍数は増えるだろ。これも交感神経系亢進で心拍数を増やして心拍出量を増やそうとする代償反応だ。

フランク－スターリングの法則の縦軸をよく見てほしい。本家なら『心内圧』、元祖なら『一回心拍出量』で、心筋の収縮性ではない。出血状態では、心臓は『空うち』をすることになる。個々の心筋はよく収縮していても心内圧は十分に発生できていないのだよ。

それに曽野さんが心エコーで見ている収縮性は心筋の短縮を見ているだけで、心筋の発生する力を見ているわけではない。収縮に抵抗する心内圧が低い状態では、弱い力でも心筋はよく収縮できるからね」

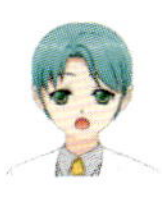

「出血というのは右房圧が低下する＝前負荷が低い状態で、フランク－スターリング曲線で説明できる。それに対抗して交感神経系が活性化すると、末梢血管は収縮し後負荷が上昇する。そうすると少ない一回心拍出量でも圧は上がる。ショックの時にカテコラミン製剤を使うのも同じことですね。ただ、このような後負荷の変化が出血時のフランク－スターリングの関係に与える影響がわかりにくいのですけど」

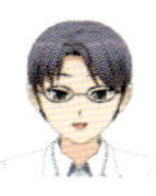

「元々のスターリングの実験装置は、動脈圧を一定にするように後負荷を調節する系だったね。だから、出血などの圧が下がった時は、スターリングの実験の前提である圧一定の条件が成り立たなくなっている。こうなると、フランク－スターリングの法則だけではうまく説明できない部分が出てくる。交感神経活性の影響については次回説明する。でも、後負荷の影響はフランク－スターリングの法則のみでは十分に説明できないところもある。第7章の心室－動脈連関を勉強するとよく理解できるので、それまでは待ってほしい」

後負荷が心拍出量に与える影響については
第7章（117頁）で詳しく話すよ。
それまで待ってね。

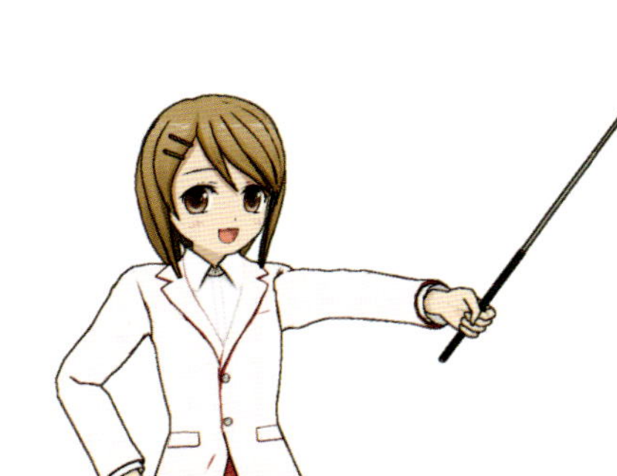

chapter 3　臨床でのフランク－スターリングの法則

不全心をフランク－スターリングの法則で考えよう

Key Points

- 不全心では、フランク－スターリングの曲線は「寝る」。
- カテコラミン投与で、フランク－スターリングの曲線は「立つ」。
- 不全心では、左室拡張末期容積が増えても心拍出量はあまり増えない。

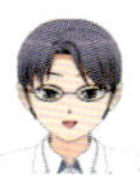

「フランク－スターリングの法則が臨床的に大切なのは、この曲線が**心臓の収縮性の変化によって下図のように変化する**ということだ。先ほども少し触れた、カテコラミンなどで心筋の収縮性を亢進させると、元の曲線ⓐがⓑのようにシフトし、立ち上がったような形になる。不全心などの収縮性の低下した心筋では、逆にⓒのようにシフトし、曲線としては『寝た』形になる」

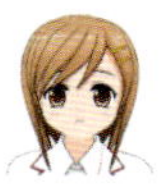

「収縮性の低下したⓒの状態にカテコラミンを投与すると、少し立ち上がるようにシフトしてⓓのような形になるのね」

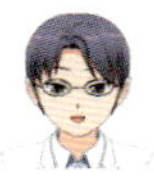

「その通り！　このフランク－スターリング曲線とその変化は、少しでも循環器と関係する人は、絶対に忘れてはいけない基本中の基本だよ。どれぐらいかというと、キリスト教徒における聖書、イスラム教におけるコーラン、阪神ファンにおける『六甲おろし』くらい大切なんだ」

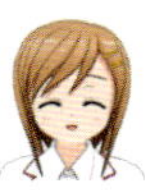

「先生におけるウルトラ・ゴールド・プレミアム・ロールケーキですね」

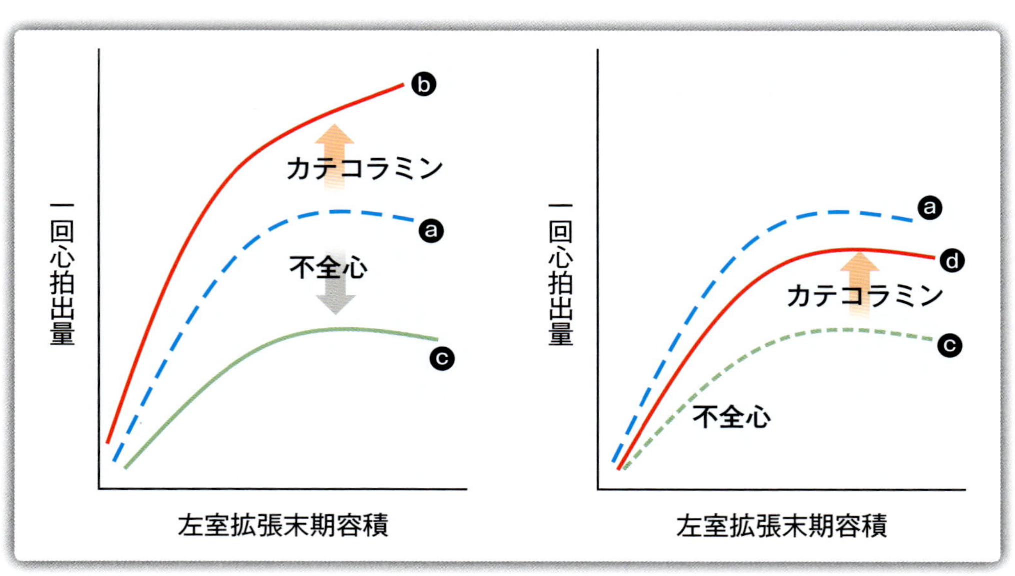

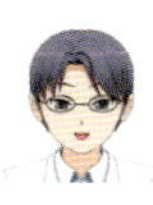

「では、このような曲線のシフトが、臨床でどういう意味を持っているかを考えてみよう。正常心にカテコラミンを投与することはないので、問題になるのは不全心の時の©の曲線だね。この曲線から心不全の病態の色々なことがわかってくる。

心筋の収縮能が低下する病態、拡張型心筋症や陳旧性心筋梗塞などでは、病状が進行するほど左室の容積が拡大してくることは知っているよね。左室拡張容積が拡大することは、フランク－スターリングの法則からいうと一回心拍出量が増えるので合目的な適応という一面もある」

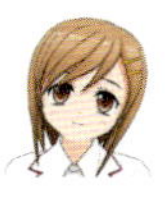

「じゃあ、心エコーで拡張末期径が大きくなることにも良い面があるということですか？　心臓は拡大するほど悪いと思っていたけれど」

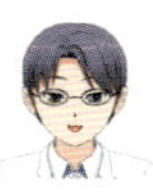

「不全心の時は『寝た』曲線になっているから左室容積が大きくなっても正常心のようには心拍出量の増加につながらない。だから左室径の拡大は不全心の適応戦略としては効率的ではないんだよ」

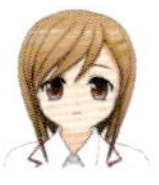

「やっぱり、左室は拡大しているほど悪い心臓なんですね」

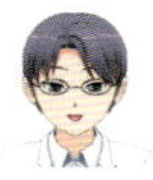

「今回は詳しく述べないけど、拡大した心臓はラプラスの法則により心室壁にかかる圧が大きいなど、生理学的に見て不利な面も多い。ただあとで述べるけれど、不全心の重症度の指標としては拡張末期よりも収縮末期の容積のほうが適しているよ」

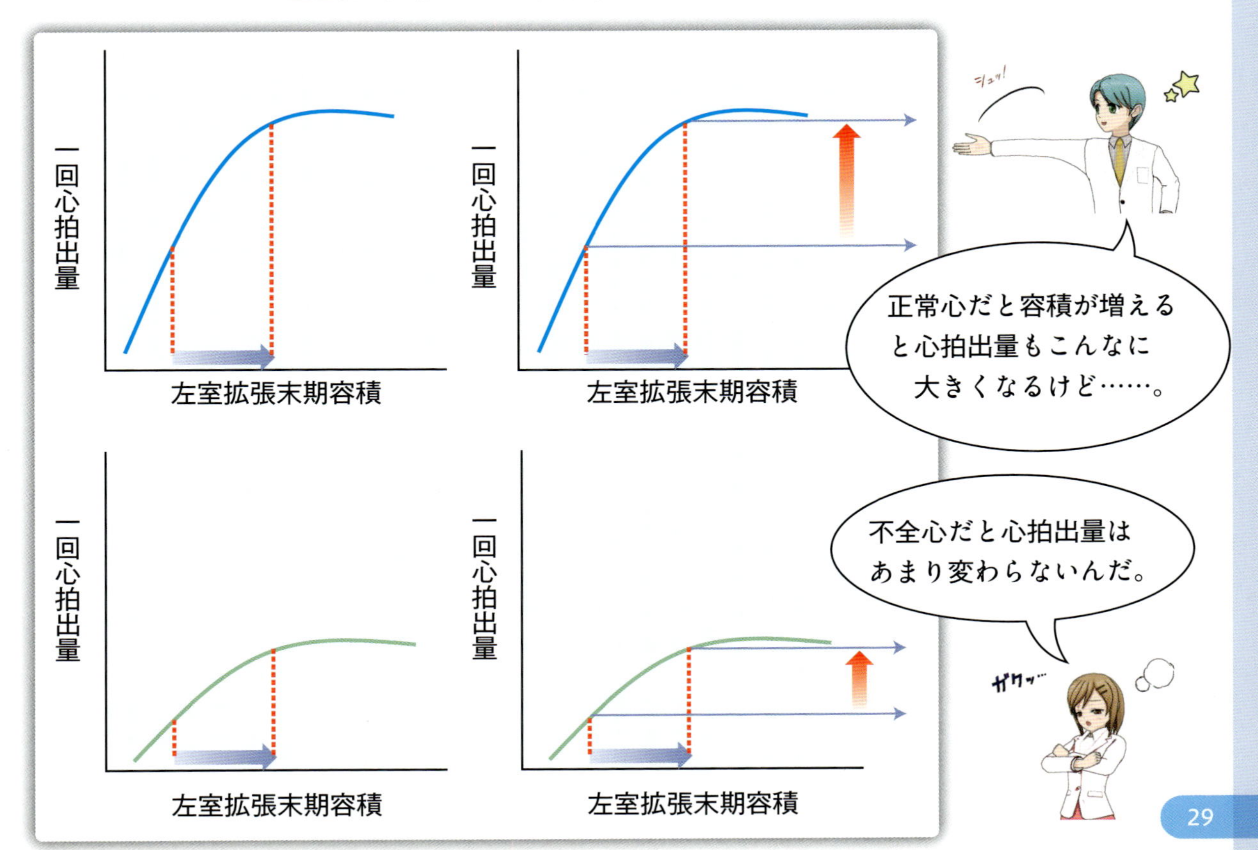

10 逆流性弁膜疾患にだまされるな

Key Points

- 逆流性弁膜疾患では、容量負荷による左室拡大が生じている。
- そのため、心筋の収縮性に比べ左室駆出率は過大評価される。
- 重症僧帽弁閉鎖不全症では、左室駆出率＜60% で手術適応を考える。

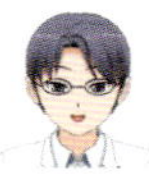

「若狭先生、輸液や心筋症・虚血性心疾患以外の原因で左室容積が拡大するような病態と言えば何があるかな？」

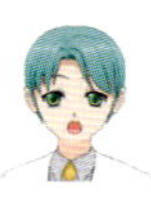

「えーっと、基本的に拡張期の血液容量が増えた状態ですから……そうだ、大動脈弁閉鎖不全や僧帽弁閉鎖不全の逆流性弁膜疾患ですね」

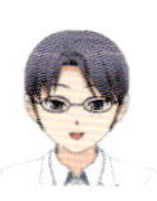

「その通り。逆流した分の血液が再度心室へ戻ってくることになるので、収縮能低下によらずとも容量負荷が増えて左室が拡張する。もっとも、末期の逆流性疾患では心筋障害による収縮能低下も左室拡大に関与するけどね。

　若狭先生、心エコーで重症と判定された僧帽弁閉鎖不全症での手術適応の条件はいくつかあるけど、左室駆出率は何％になったら手術適応だったかな？」

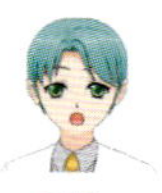

「ハイ、左室駆出率で 60% 未満になったら手術適応だったと思います」

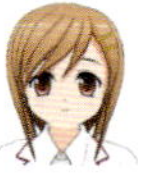

「でも左室駆出率 60% なら正常下限じゃない。それでも手術適応なんですか？」

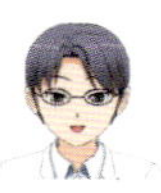

「そこだ。逆流性疾患では左室容量の拡大から、フランク－スターリングの法則によって同じ心筋収縮力の状態でも心拍出量は大きくなる傾向がある。その結果、左室駆出率では収縮性を過大評価する傾向にある」

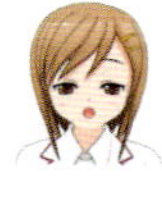

「へー、そうなんだあ」

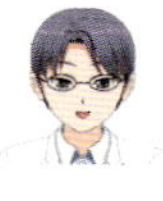

「こら、『へー』ですませちゃいけないぞ。左室駆出率は過剰評価されるので、60% でも左室心筋は十分な障害を受けていると考えて、手術適応にしているんだ」

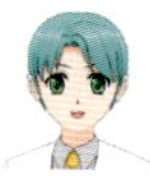

「重症大動脈弁閉鎖不全症は左室駆出率 50% 未満が手術適応ですが、これもやはり心筋障害が進行していると考えるのですね」

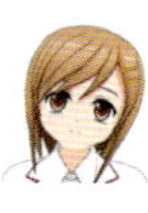

「でも、左室駆出率は左室への容量負荷の影響を受けるとなると、収縮能の指標として何を信じたらよいのですか？」

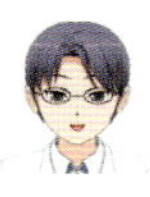

「(池上彰風に)それは良い質問ですね。左室収縮能をはじめ、心筋収縮能の指標とされるものの多くは、『前負荷』や『後負荷』の影響を受ける。そこで、前負荷・後負荷などの影響を受けない心臓の収縮能の指標がないか、色々考えられてきた。その一つが、次の章で述べる左室圧－容積関係における Emax なんだ」

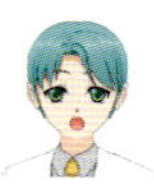

「ああ、何回も話を聞いてもピンとこない Emax ですが、そういう歴史的な意味もあったのですね」

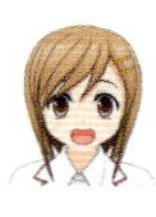

「**え、え、Emax ってなんですか?** 早く教えてくださいよ!」

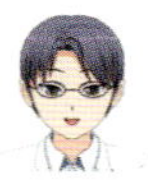

「もちろん教えるよ。心力学で Emax は一番大切な概念の一つだから、避けて通れない。でも、その前にフランク－スターリングの法則についてまだ勉強しなくてはいけないこと、というか一番大切な部分が残っている。次回はそこを説明するよ」

心力学をエコーで見てみよう! 3

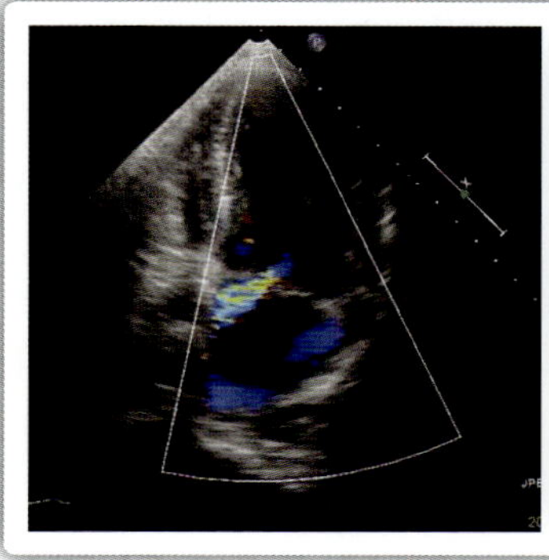

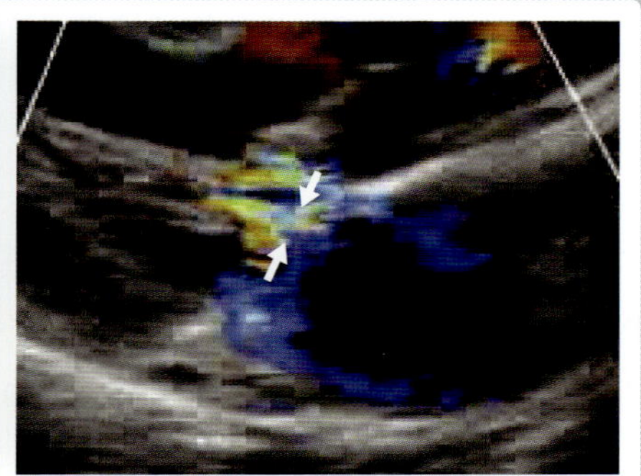

症例 僧帽弁閉鎖不全症の 70 歳の男性

僧帽弁閉鎖不全症にて NYHA Ⅱの心不全を認めている。

逆流ジェットは偏心性に左房(内)を旋回し(左図)、vena contracta = 0.6 cm(右図)と重症僧帽弁閉鎖不全であった。

心エコーで経過を追跡していたところ、次第に左室が拡大し、左室駆出率が 57% と低下した時点で手術適応と考え、僧帽弁形成術を実施した。

右図の矢印間の距離が vena contracta だよ。

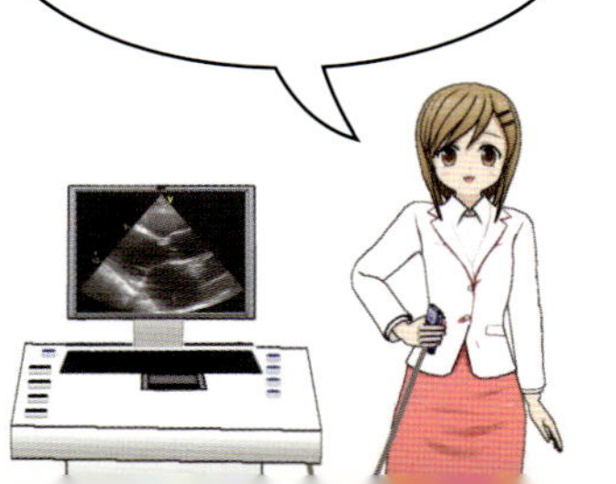

chapter 3　臨床でのフランク－スターリングの法則

11 不全心の輸液にはご注意！

Key Points

- 不全心では、左室拡大＝曲線の右寄りにあることが多い。
- 不全心に輸液をしても心拍出量はあまり増えず、左室拡張末期圧が上昇する。
- 心不全での輸液の可否は、下大静脈径などで判断する。

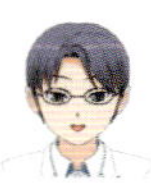

「臨床でフランク－スターリングの法則が問題になるのは、心不全症例における水分管理についてだ。正常心なら輸液によって循環血液量を増やし、左室拡張末期容積を増やせば心拍出量は増加する。でも、28 頁でもあったように、収縮性が低下した心臓ではフランク－スターリング曲線は横に『寝て』いるので、輸液をしても心拍出量の増加は正常心に比べて小さい」

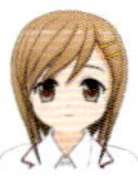

「つまり、不全心では輸液をしても期待したほど心拍出量は増えないということね」

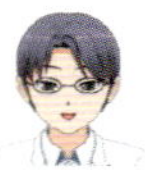

「それだけじゃない。前に述べた通り、不全心では左室拡張末期容積は正常よりも大きくなっていることが多い。ということはフランク－スターリング曲線の上では既に右寄りの位置にある。フランク－スターリング曲線は直線ではなく、右のほうでは平坦化している。そこから左室容積を大きくしても心拍出量はほとんど増加しない」

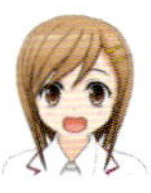

「じゃあ、心不全で血圧が低いからといって輸液をしてもほとんど無駄じゃない」

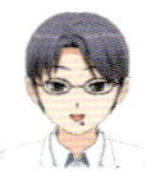

「左室拡張末期容積を増加させることは、左室拡張末期圧を上昇させることと同じであることは、前に説明したね。不全心に輸液をしても心拍出量はあまり増えず、左室拡張末期圧だけは上昇して肺うっ血の原因となってしまう」

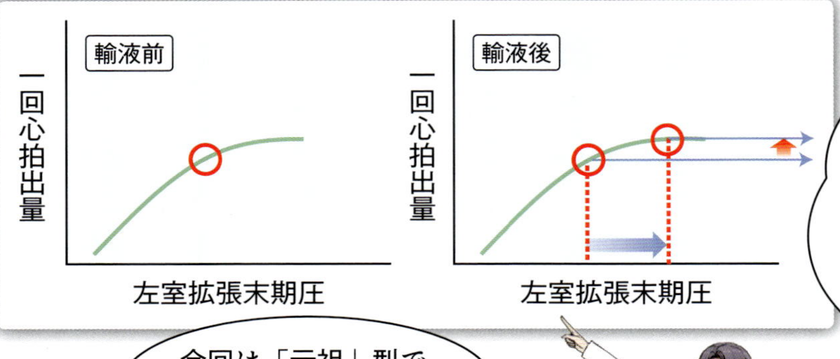

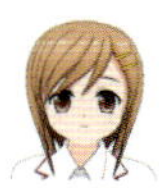

「だから心不全症例に輸液をしちゃダメなのよね」

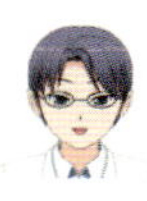

「しかし心不全症例でも、循環血液量が不十分で心拍出量が低下している場合には輸液は必須だ。低心機能の患者さんが熱発などで脱水になっていても、指示をまじめに守って水分制限や利尿剤の服用を続け、その結果、低心拍出量症候群に至ってしまうことも少なくないよ。

脱水かどうかには血液検査なども大切だけど、まず何よりも大切なのは病歴聴取と身体所見。それとエコーで下大静脈を見れば推定できる。エコーでの下大静脈径評価は心不全の診断において必須だよ」

心力学をエコーで見てみよう 4

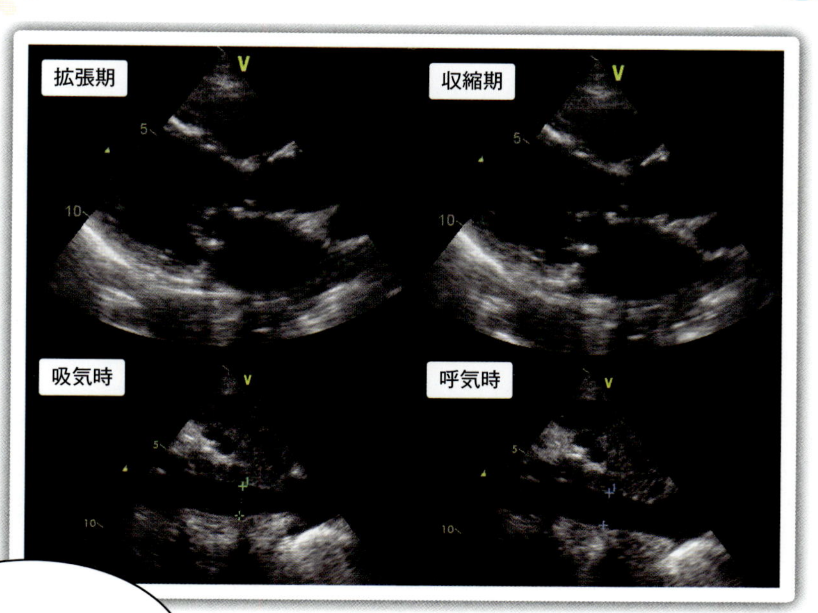

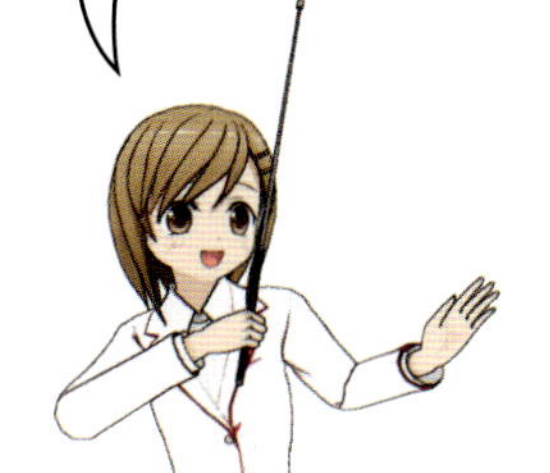

症例 低心機能の 80 歳女性

虚血性心疾患による低心機能症例で、機能性僧帽弁閉鎖不全に対して弁輪縫縮術を行っている。

心不全増悪にて入院時の血圧は 120/66 mmHg。心エコーでは左室駆出率 26%、また下大静脈径は 2.0 cm で呼吸性変動もほぼ消失していた。

入院後カテコラミン、利尿剤などで治療。2 週間後の心エコーでは左室駆出率は 30%、下大静脈径は 1.4 cm と縮小したが血圧は 110/52 mmHg と保たれていた。

その後さらに利尿剤投与を継続したところ、血圧は 90 mmHg に低下し、ふらつきなどが出現した。

利尿剤もフランク－スターリングでわかる

Key Points

- 不全心では、利尿剤を使っても正常心よりも心拍出量の低下は軽度。
- 利尿剤は、不全心では心拍出量をあまり下げずに左室拡張末期圧を下げる。
- ただし、過剰な利尿は不全心でも急激に心拍出量が低下するリスクがある。

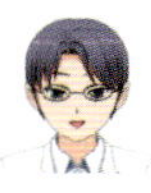

「フランク－スターリングの法則から、心不全患者さんに輸液をしても思ったほど心拍出量は増加せず、むしろ肺うっ血を起こしやすくなる機序はわかったよね。じゃあ、心不全の治療としては利尿剤を使うことが多いのだけど、この場合はどうなるかな？」

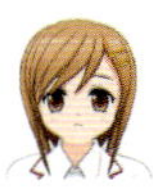

「循環血液量が減るので、左室容積は小さくなり心拍出量は低下します。でも心不全では曲線が横に『寝ている』ので、正常心よりも心拍出量の低下は少ないみたい」

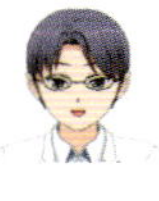

「その通り。下の図のように、利尿剤で同じように左室拡張末期容積を小さくしても、正常心よりも不全心のほうが心拍出量の低下は小さい。横軸は左室拡張末期圧と読み替えてもいいので、利尿剤は不全心ではあまり心拍出量を下げずに左室拡張末期圧を下げることができる。これが心不全で利尿剤を使う根拠なんだ」

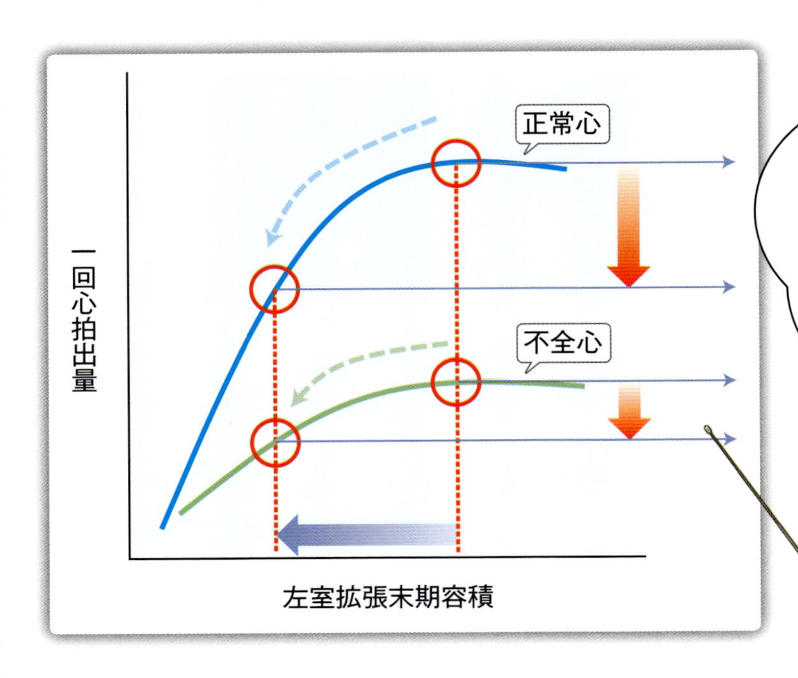

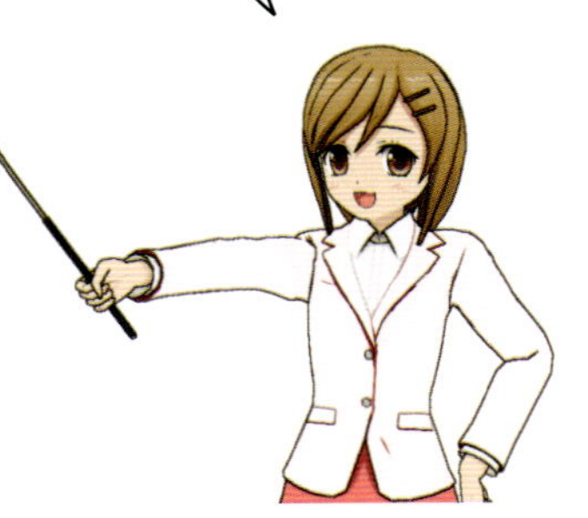

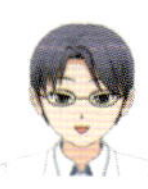

「ただし、心不全でも過剰に利尿剤を使いすぎるとさらに曲線の左側に移行して、急激に低心拍出量状態になるから注意は必要だ」

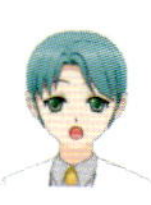

「確かに急性心不全で利尿剤を使って、血圧が思ったより下がってしまうこともあります。そう言えば、この前も急性心不全で救急入院した患者さんに利尿剤を使おうとすると、ベテランの看護師さんから『そんな血圧の患者さんに利尿剤を使うのですか』と言われて困りました」

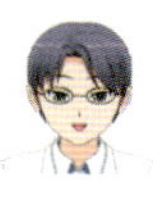

「利尿剤を使えば血圧が下がるというのは、単純すぎる考え方だね。さっきの話のように適切な範囲内での利尿は心拍出量をそれほど低下させないことが多い。心配しすぎて必要な症例に利尿剤を使わないのはいけない。

肺うっ血のあるような症例では、血管内の血液量は過剰であることが多い。左室容積も大きく、フランク－スターリングの曲線では右のほうにあるので、利尿剤を使ってもそれほど血圧は下がらない。

注意したいのは、胸水は貯留しているが肺うっ血はあまりない症例だ。水分貯留があっても、血管内からサードスペースとしての胸腔へ水分が移動しており、血管内の血液量は意外と少ない場合もある。フランク－スターリングの曲線の左側にあるので、利尿剤を使うと血圧が下がったりするので要注意だ」

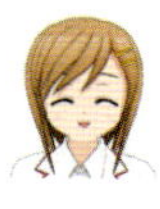

「心エコーで下大静脈を評価しておけば安心ですね」

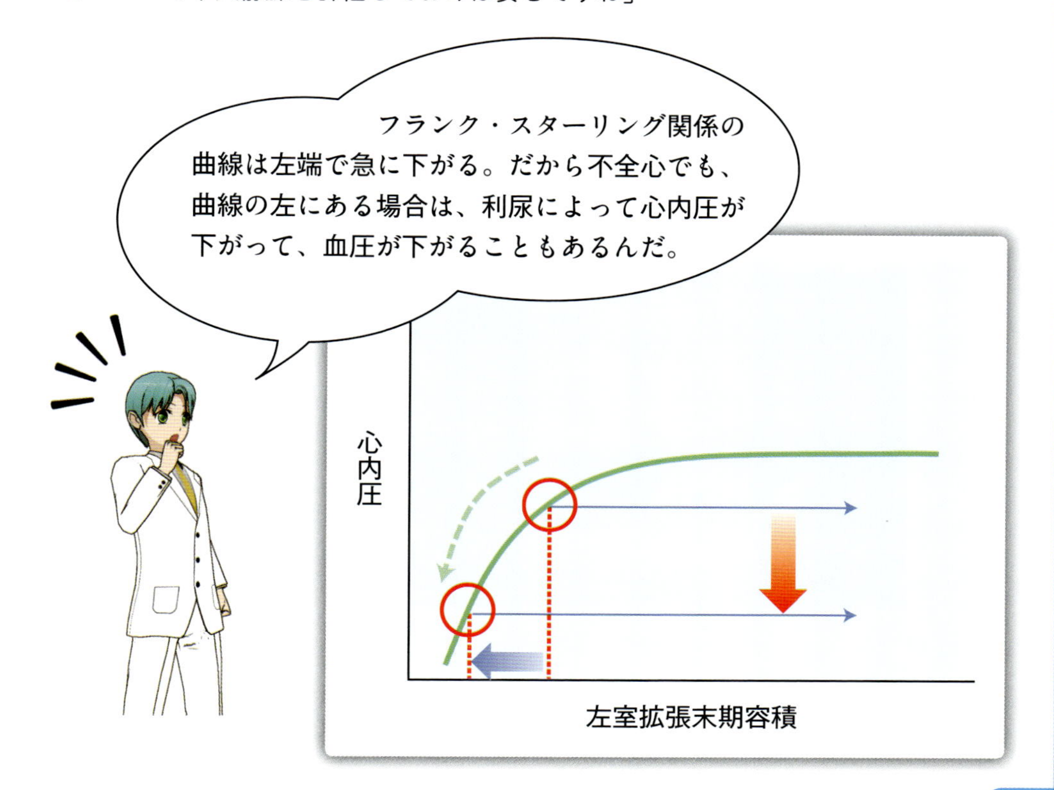

心アミロイドの問題点

Key Points

- 心アミロイドは、左室が拡張できず左室容積が小さい。
- フランク－スターリング曲線の左方にあり、利尿で低心拍出量になりやすい。
- 組織が硬いため、輸液をすると左室容積は拡大せずに、拡張末期圧が上昇する。

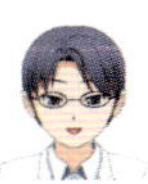

「今の話は『心不全』として拡張型心筋症のような、収縮能が低下して左室が拡大しているような収縮性心不全の心臓を考えてきた。しかし心不全はそういったタイプだけではない。例えば、心収縮力は低下しているけど心室容積が拡大しないような心疾患といえば……」

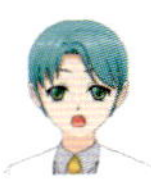

「うーん、そうですね……**あ**、心アミロイドとか！」

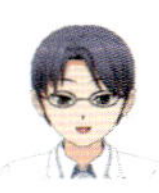

「良い例を思いついたね。心筋組織へアミロイド蛋白が沈着し、心筋が肥大して拡張能も非常に低下するが、収縮能も次第に低下してくる。そうだ、ここは曽野さんに心アミロイドの心エコーの特徴を説明してもらおう」

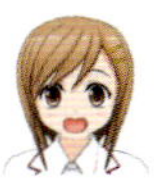

「え、え、えーと……左室および右室が著明な心肥大を呈し、下図のように心筋のspeckledパターンというスリガラス様の輝度上昇が特徴です。心室径は正常範囲内で拡大を認めません。病状が進行すると収縮能は低下しますが、それでも左室が拡大しないのが特徴です。拡張能は低下し、左室流入血流波形は偽正常化や拘束型を示すことも多く、両心房は拡大します。少量の心嚢液貯留もしばしば認めます」

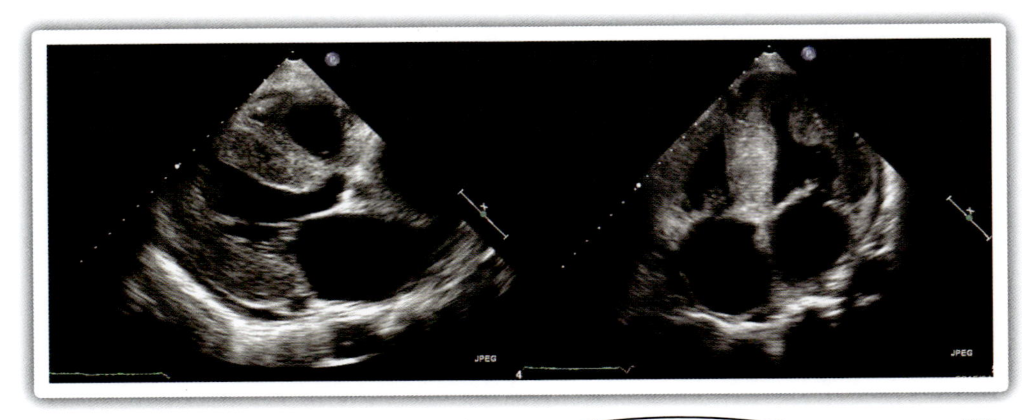

心筋のスリガラス様（speckledパターン）の特徴的な症例ね。

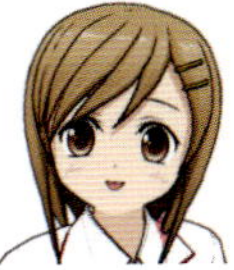

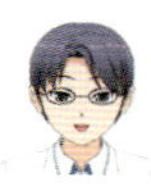

「さすが曽野さん。よくまとめてくれたね。収縮能が低下した時点でも左室が拡張することはない。だから心不全の状態でも、左室拡張末期容積が小さい＝フランク－スターリング関係の曲線では左側の状態にある。拡張能が非常に悪いので、左室拡張末期圧が容易に上昇し、肺うっ血をきたしやすい病態になっている。かと言って安易に利尿をかけると……」

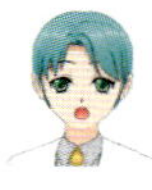

「もともと左に位置していたので簡単に心拍出量が低下してしまいます」

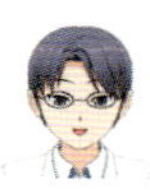

「そう、血圧も下がり全身倦怠なども増悪する。かと言って輸液をすれば、拡張能の悪い『硬い』心臓なので、簡単に肺うっ血になる。心アミロイドの治療が難しいゆえんだよ」

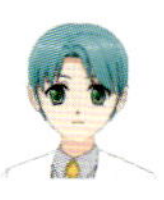

「僕も担当している患者さんがいますが、利尿剤の調節には苦労しています」

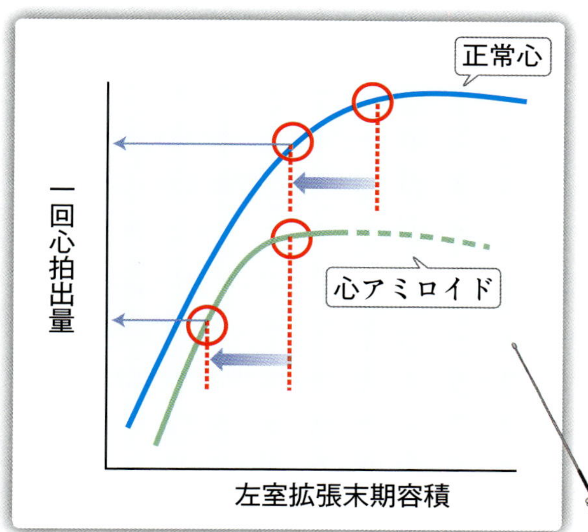

心アミロイドは組織が硬く、
収縮性が下がっても拡張しないのが特徴。
もともと拡張末期容積が小さい＝
フランク－スターリングの曲線では
左のほうにあるので、利尿剤で
左室容積をさらに小さくすると、
心拍出量は一気に
低下してしまうの。

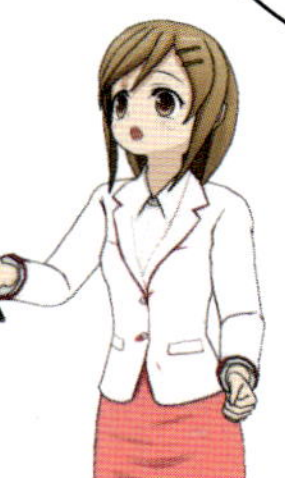

組織が硬いので、
同じように輸液をしても左室は
拡大できず、その分だけ
左室拡張末期圧が高くなって
肺うっ血を起こすんだ。

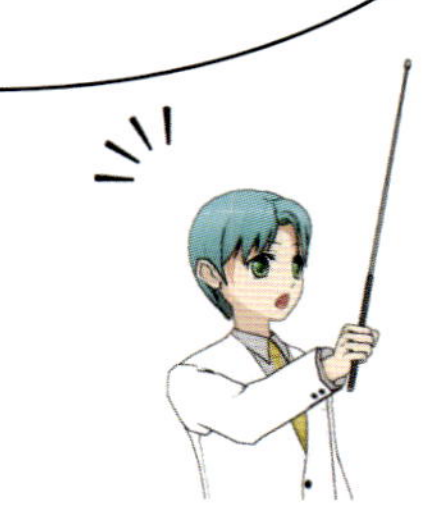

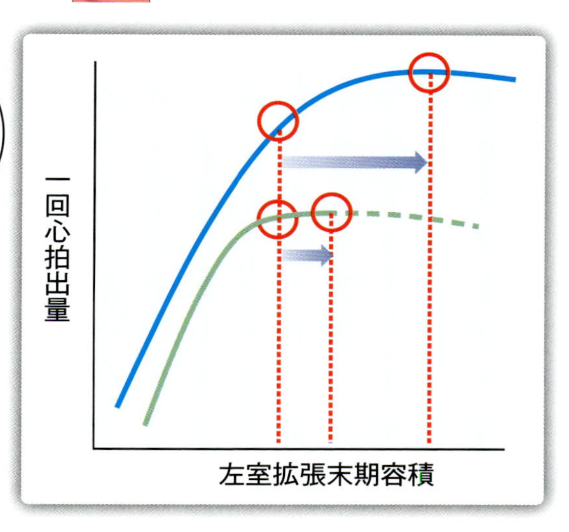

14 HFpEFについて考えよう

Key Points

- HFpEFでは拡張能低下が主で、左室拡張容積もやや小さい。
- 少量の利尿剤が有効だが、心拍出量低下をきたすこともある。
- 拡張能が低下しているため、左室拡張末期圧の上昇をきたしやすい。

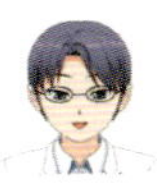

「心不全には拡張型心筋症のような、収縮性が低下して左室駆出率（EF）が低下したような心不全＝EF低下型心不全（heart failure with reduced ejection fraction, HFrEF）と、左室駆出率が維持された心不全（heart failure with preserved ejection fraction, HFpEF）があることは知ってるよね」

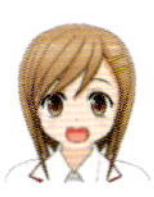

「えーっと、HFpEFというのは聞いたことがあると思うけど」

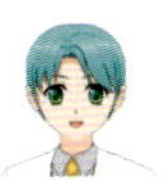

「左室駆出率が50%以上あって心不全症状を呈するのがHFpEFですね。主に左室拡張能の低下が心不全の原因となる病態で、高齢女性に多く、高血圧や心房細動の合併が多いのが特徴です」

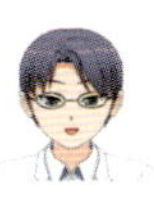

「心不全の約半分はHFpEFとも言われ、欧米ではHFrEFと同じぐらい予後が悪いとされる。拡張能低下が大きな要因であることは間違いないけれど、それだけではないようだ。あとでも触れるけれど、左室駆出率は収縮能の指標としては問題の多い指標であり、左室駆出率が正常であるからと言って収縮能が正常であるとは言いきれない。高血圧心では、左室駆出率が正常でも心尖方向への収縮能は低下している。

フランク－スターリングの法則に戻ると、HFpEFでは収縮能は少しだけ低下して左室容積もやや小さいことが多い。高血圧心が代表的な例だ。心アミロイドほどではないけれど、拡張能は低下しているから左室拡張末期圧が上昇して肺うっ血が生じる。少量の利尿剤が有効なことが多い。でも利尿剤が過剰になると……」

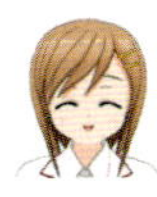

「収縮性心不全の曲線と違って、正常の曲線に近い傾きだから左室容積が少し低下すれば心拍出量も低下してしまうことになりますね」

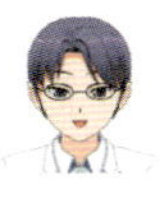

「その通り。心アミロイドほど左室容量は小さくないけれども、曲線の左側に寄っているしね。特に、高齢者でHFpEFを疑われる症例に利尿剤を処方する時には注意しないと、血圧が低下したり全身倦怠感が出現したりすることになる」

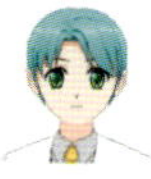

「HFpEF では明らかに予後を改善する治療法がなく、まだ標準的治療法も確立していないので難しいとも聞きました」

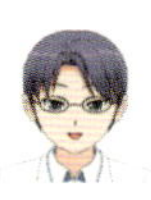

「HFpEF の治療にはまだまだ課題が多い。今話したような血行動態、特に低心拍出量状態になりやすいということも予後を悪くしている一因だと思うよ」

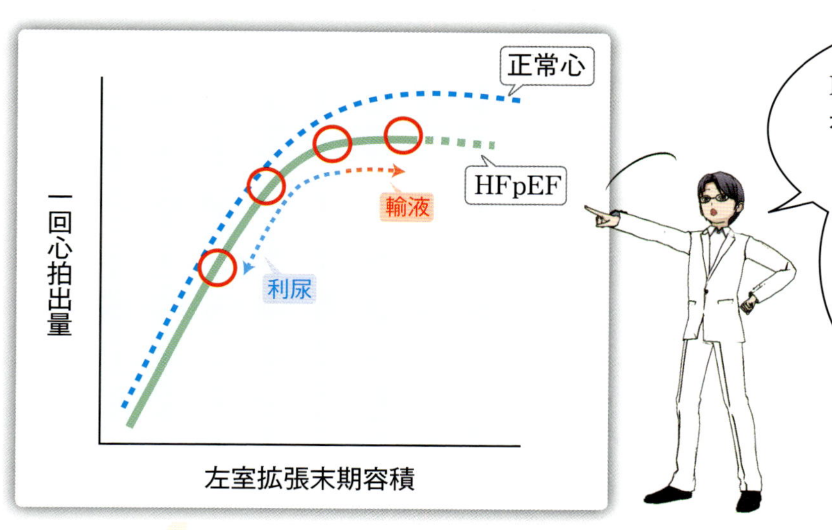

HFpEF は少量の利尿剤が有効だが、過剰だと血圧が下がりやすい。容量負荷があると、拡張性が悪いので左室拡張末期圧が上昇して呼吸困難感が出現する。

心力学をエコーで見てみよう！ 5

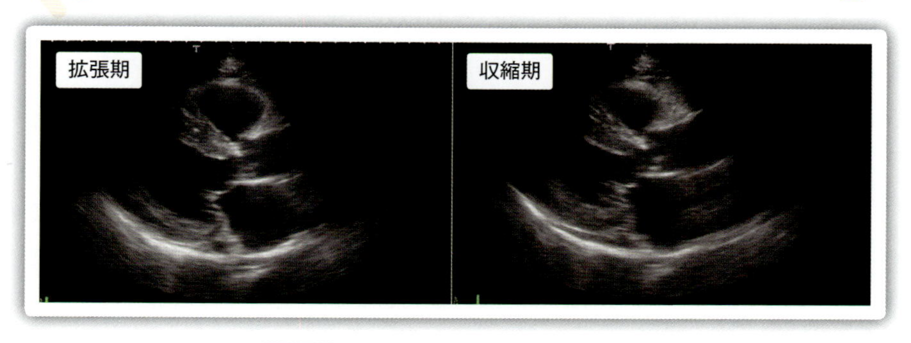

症例　心不全症状を訴える 75 歳女性

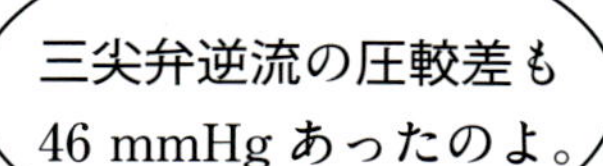

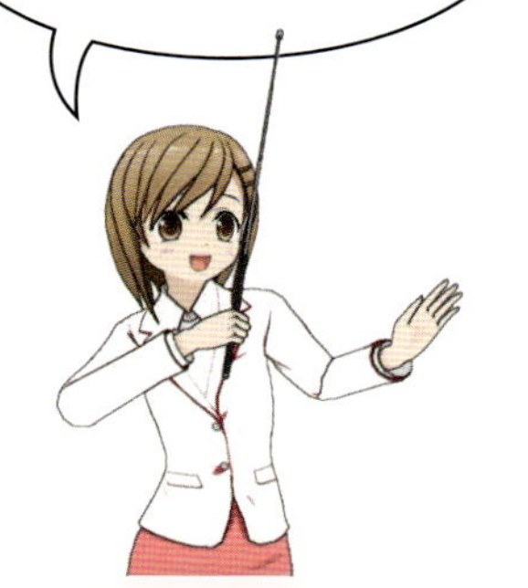

労作時の呼吸困難感、下腿浮腫などの症状にて受診。胸部 X 線にて肺うっ血像を認めた。既往症は高血圧、糖尿病。

心エコーでは左室拡張 / 収縮末期径 4.9/3.5 cm、左室駆出率 55% と保たれていた。しかし中隔 / 後壁の壁厚は 1.4 cm と厚く求心性肥大の形態を認める。また左房の著明な拡大を認めた。

僧帽弁閉鎖不全 2/4 を認める。大動脈弁の硬化性変性を認めるが圧較差はなく、大動脈弁閉鎖不全も認めない。

E/A＝1.67 と偽正常化を認め、E/e'＝35.1 と上昇し左室拡張末期圧の上昇が疑われた。下大静脈径は 2.1 cm と拡大していた。

以上の所見より HFpEF と考えられた。

15 フランク－スターリングの法則のまとめ

Key Points

- 心臓の状態は、フランク－スターリングの法則にしたがって変化する。
- ヒトでも下行脚があるかは明らかではない。
- フランク－スターリングの法則は、心臓の変化の一面にしか過ぎない。

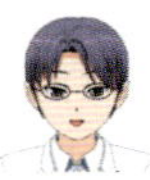

「フランク－スターリングの法則を説明するだけで、ずいぶん回り道をしてしまったね。今までの内容を簡単にまとめると、

①左室拡張末期容積（あるいは拡張末期圧）が大きいと心拍出量（心内圧）が大きくなる。
②収縮能が低下すると曲線が『寝て』しまい、輸液での心拍出量の増加は小さい。利尿による心拍出量の低下は軽度。
③過剰な利尿では低心拍出量になり、特にHFpEFや心アミロイドではリスクが高い。

と言ったところだろうか」

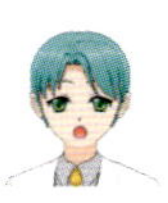

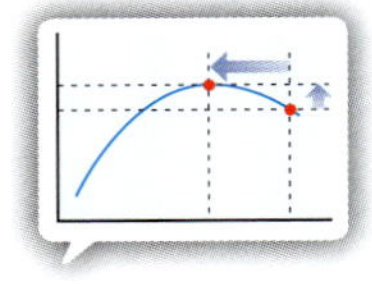

「先生、質問があります。以前にフランク－スターリングの曲線は右の端では下向きになる（下行脚が存在する）と習いました。左室が非常に拡大した心不全では利尿によって下行脚から左に移動するので、心拍出量が増加すると聞いていますが」

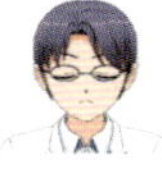

「スターリング自身の論文の図でも下行脚はあるようになっており、実験的には下行脚はありそうだ。ただヒトでは下行脚はない（あるいは下行脚の範囲まで左室が拡大しない）という説もあり、はっきりしない。ヒトでは前負荷・後負荷をうまくコントロールした計測が難しいのもはっきりしない理由の一つだろう」

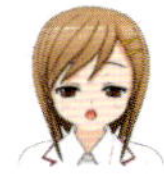

「なるほど。それはさておき、フランク－スターリングの法則もわかったので今日はお開きと……」

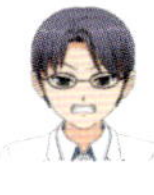

「（真っ赤になって）**バカモノ！**　フランク－スターリングの法則なぞ、初歩の初歩、心力学の入り口に過ぎない。100年よりも前のレベルで満足するのか！　そんな人はスマホを捨てて、お歯ぐろでも塗ってなさい！」

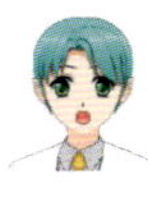

「先生、その怒り方は全然意味がわかりませんが……」

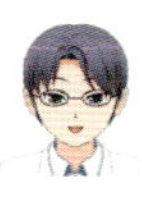

「スターリングの実験を思い出してみよう（☞17頁）。この実験のキモは、大動脈圧を心収縮期を通して一定に固定した点にある。これにより収縮期の心内圧をほとんど一定（＝大動脈圧）とすることができ、心内圧を直接測定しなくてもよくなった。でもその結果は、大動脈圧＝後負荷が一定という前提条件でしか成り立たない。あとで述べるように、心拍出量は心臓と血管抵抗の関係によって決まるものなので、後負荷が一定というのはある限定した範囲での話でしかない。だから**フランク－スターリングの法則は心機能のごく限られた一面を見ているにすぎない**。

次からは、より一般的な条件での話として、圧－容積関係を説明するよ」

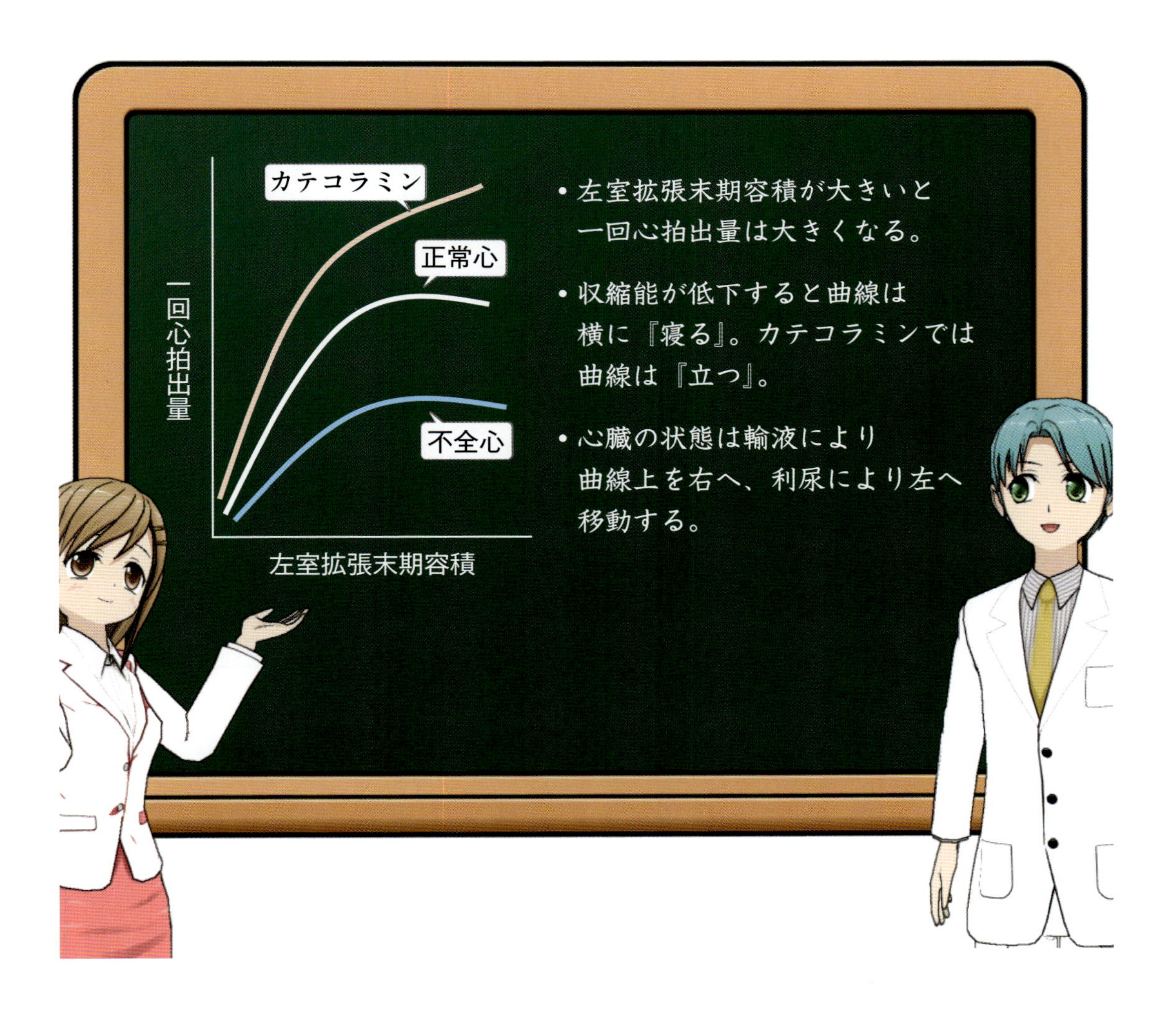

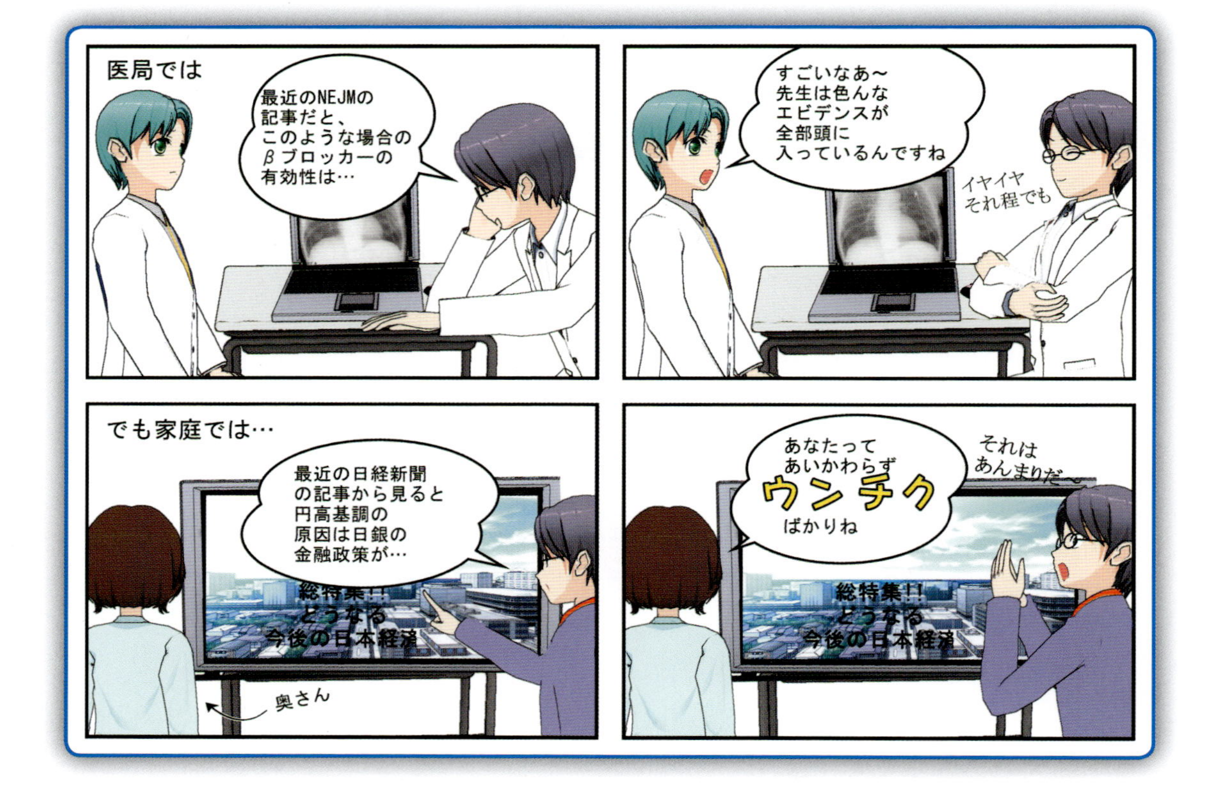
医局では
最近のNEJMの記事だと、このようなの場合のβブロッカーの有効性は…
すごいなあ～先生は色んなエビデンスが全部頭に入っているんですね
イヤイヤそれ程でも
でも家庭では…
最近の日経新聞の記事から見ると円高基調の原因は日銀の金融政策が…
総特集!!どうなる今後の日本経済
奥さん
あなたってあいかわらずウンチクばかりね
それはあんまりだ～
総特集!!どうなる今後の日本経済

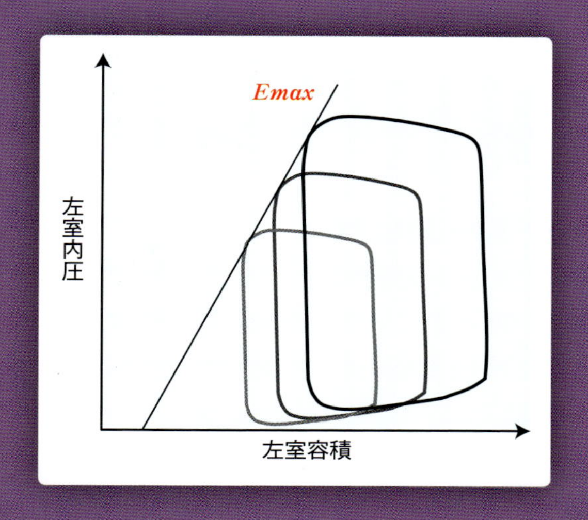

chapter 4

圧－容積曲線ってなんだろう

古典的な心力学の中心となるのが圧－容積曲線。
大切な曲線であることはわかっていても、これが苦手と敬遠する人も少なくない。

まずは圧－容積曲線の基本となる心周期における心内圧の変化を説明し、そこから一歩ずつ圧 - 容積曲線を組み立てていく。

圧－容積曲線が重要になるのは、収縮能の指標としての Emax との関係。
心力学の中心概念でもある Emax についても説明する。

16

chapter 4 圧－容積曲線ってなんだろう

日本が誇る圧－容積曲線

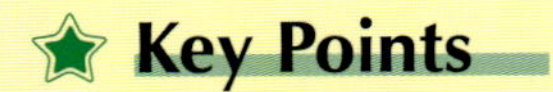

- 圧－容積関係は心機能の理解の基本。
- 心エコーでの血行動態理解にも圧－容積関係の理解が大切。
- 日本人の研究が現代の心力学の基礎を作った。

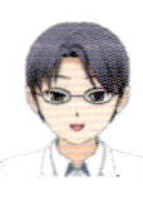

「では、いよいよ心力学の中心部分、左室の圧－容積関係に入っていこう」

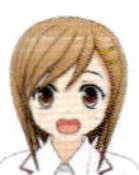

「圧－容積関係って、ひょっとするとP-Vループとかいうやつですか？　私、あれ嫌い。心力学っていうとあの箱みたいな図がいつも出てくるけれど、なんだかわからないもの。第一、あんなの私みたいなエコー技師には関係ないですよ」

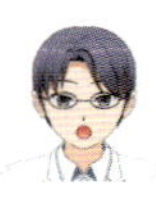

「おーっ、いきなり先制パンチだね」

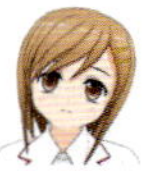

「先制パンチって、何ですか？　昭和のにおいがするんですけど」

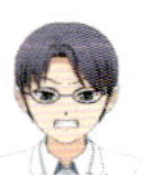

「**がくっ！**　それはないだろ。そもそも圧－容積関係を理解しようとしないで、心臓の働きをわかろうとするなんて、ジャガイモの皮も剥けないのにポテトサラダを作ろうというようなものだ」

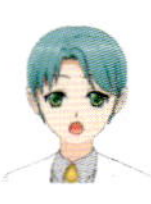

「先生、そのたとえは全くわかりませんが……」

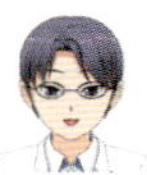

「圧－容積関係を理解することは心疾患、特に心不全のメカニズムを理解する上では絶対に必要なことだ。心エコーでの色々な結果を解釈する上でも必要な知識だよ。そもそも、曽野さんはどんなエコー技師さんになりたいんだい？」

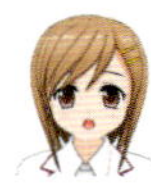

「えっ、どんなエコー技師って言われても……。そうね、パッとプローブを当てたら色んな病気が診断できる、スーパー技師さんかな……」

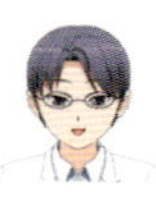

「君の言う診断って、病気の名前のことかな。病名を診断できるのは基本だけど、それではスーパー技師さんの半分にしかならないよ。心エコーの利点は心臓の形態だけでなく、血流や圧までも推測できることだけど、その値をズラズラ並べるだけじゃエコー技師さんとしては失格だ。スーパー技師さんを目指すのなら、それらの結果を総合して患者さんの血行動態がどうなっているのか、そしてそれはどのような病態の結果として生じ、どう治療すれば良くなるのかを常に考えるべきだね」

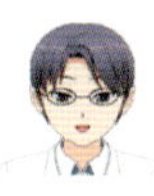

「心エコーは『記録』するものじゃない。『解釈』するものだと僕は考えている。心力学はそのためのツールだし、圧－容積関係はその基本中の基本なんだ。データを並べるだけなら心力学は必要ない。いや、患者さんの１回の心エコーの結果を見るだけでは必要ないかもしれない。でも患者さんの病態の変化を考える時には、必ず必要になるんだ」

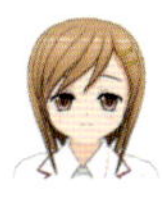

「くしゅん、説教されちゃった」

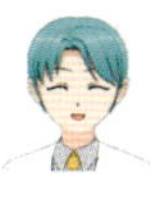

「まあまあ、そんなに落ち込まないで。では先生、心力学の大切さはよくわかりましたので、圧－容積関係の話を始めてください」

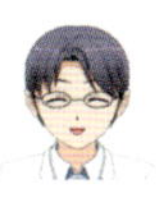

「では始めようか。順を追ってゆっくりと進めていくので、難しくないよ。

　始める前にもう一つ大切なことを話しておこう。**圧－容積関係を中心とした今の心力学の基礎を作ったのは日本人の先生方なんだよ**。佐川先生、菅先生や砂川先生といった偉大な先輩の先生方の研究がすべての心力学の基本になっているんだ」

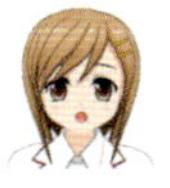

「えーっ、日本人、日本人、って先生はもしかしてネトウヨ？」

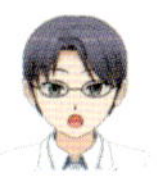

「と、と、とんでもない。僕は自由と平和を愛する心優しき一般人だよ。でも、日本の先生方の素晴らしいお仕事は世界に誇るべきものだと思っている。言わば、パティスリー世界大会で日本のケーキ職人が優勝するようなものだ！」

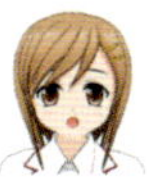

「先生のたとえは、全然わかんない！！！」

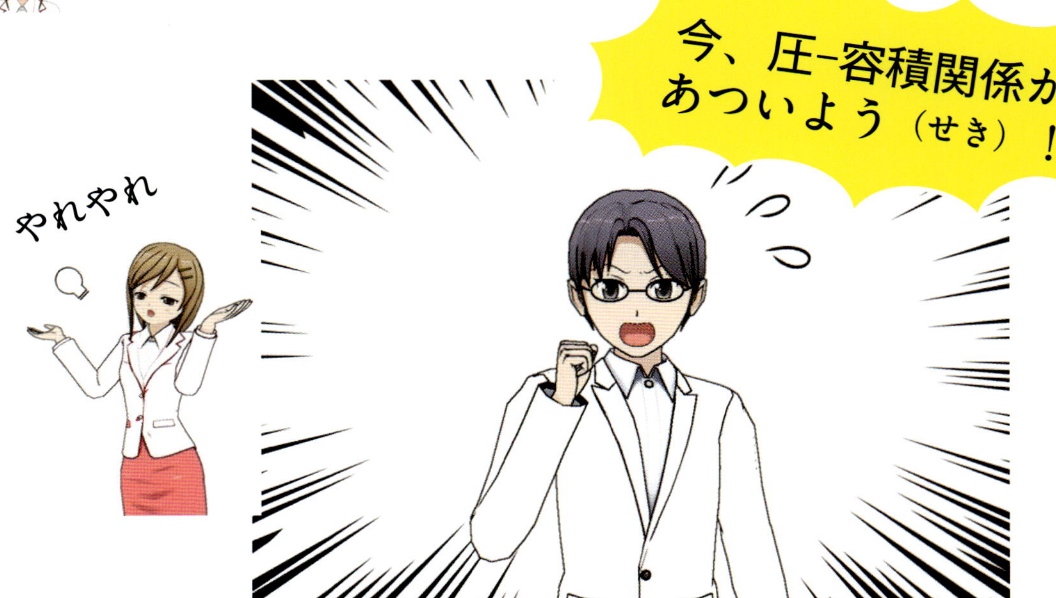

17 まずは心周期の圧変化から

Key Points

- まず心周期に伴う左室内圧の変化を理解しよう。
- 収縮期：僧帽弁閉鎖→等容収縮期→大動脈弁開放→駆出→大動脈弁閉鎖。
- 拡張期：大動脈弁閉鎖→等容弛緩期→僧帽弁開放→流入→僧帽弁閉鎖。

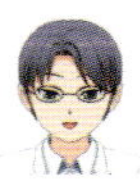

「圧－容積関係の話を始めるには、まず前提となる心周期における左室の圧変化について確認しておこう。これは基本中の基本だから曽野さんも理解してるよね」

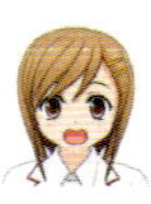

「も、も、もちろんわかってますよ」

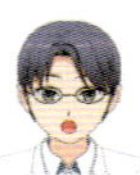

「そりゃそうだよね。まあ、念のために復習しておこう。下の図がそうだね。一心周期における左室と大動脈の圧、心電図を並べて示した図だ」

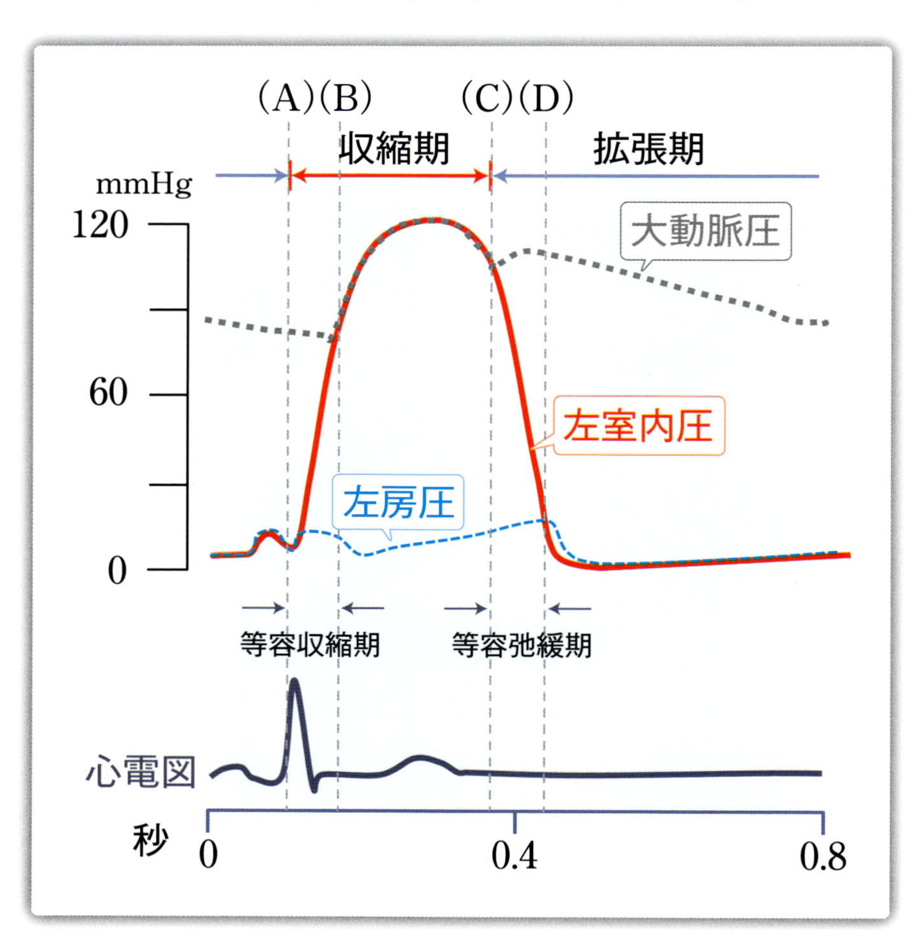

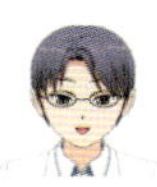

「実際に心臓の動きに合わせて見ていこう。僧帽弁が閉まった時（A）から心筋の収縮が始まる。最初の段階では僧帽弁、大動脈弁とも閉まった状態で収縮するから、左室への血液の出入りはなく、左室の容積は変化しない（A–B 間）。容積が変化せず左室内の圧だけが上昇するから、この時期を等容収縮期と言う」

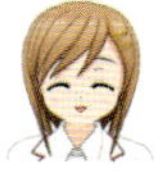

「フタをしめたペットボトルをギュッと握りしめているようなイメージね」

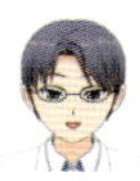

「左室の圧が大動脈の圧よりも高くなると大動脈弁が開いて左室から大動脈へ血液が駆出される（B）。血液が駆出されると左室の容積はだんだん小さくなる。やがて左室内の圧も低下を始め、大動脈圧よりも低くなると大動脈弁が閉まって駆出が終わる（C）。これで収縮期が終了」

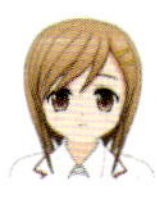

「収縮期が終わって拡張期が始まると。つまり拡張期は大動脈弁が閉鎖した時（C）が始まりなのね」

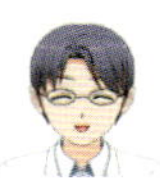

「最初は等容収縮期と同じように大動脈弁、僧帽弁とも閉じたまま心筋が弛緩するので、容積は変わらず左室内圧だけが低下する。これが等容弛緩期（C–D 間）。エコーでも聞いたことがあるよね」

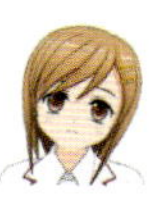

「えーっと、等容弛緩時間、IVRT のことですね。何の略語だったかな？」

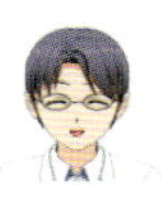

「isovolumetric relaxation time の略で IVRT。大動脈が閉まった時から、左室流入血流が開始するまでの時間だね。あとで説明するけれど、左室拡張能、正確には能動的な左室弛緩能の指標としてとても大切な値だ」

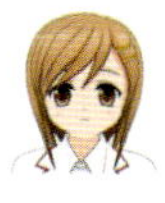

「私もちゃんと測っていますよ。心音図つけるのが面倒だけど……」

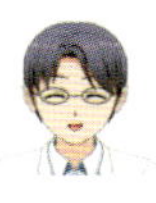

「容積はそのままで拡張を続けて、左室内圧が左房圧より低くなると、僧帽弁が開き左室へ血流が流入する（D）。実際には左房への血液流入は左室と左房の圧較差だけでなく、左室の拡大による血液を吸い込もうとする力も関係する。左室への流入血流は洞調律の症例では二峰性を示し、エコーでの E/A が拡張能の指標になっているのは有名だね。

血流が流入すると次第に左室の圧が上がって、左房圧と等しくなると僧帽弁が閉じて流入が止まる（A）。これで拡張期は終わり。で、僧帽弁が閉まった時から心筋の収縮が始まる。で、このページの一番上に戻る」

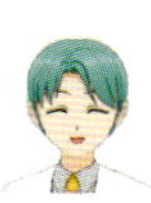

「大動脈弁が閉じてから僧帽弁が開いて閉じるまでが拡張期（青色）ですね。心電図では QRS 波形が拡張末期になります。また、左室拡張末期の圧が肺動脈楔入圧（PCWP）にあたる、というか PCWP は左室拡張末期圧の代わりの目安です」

18 これが圧－容積曲線だ！

Key Points

- 圧－容積曲線は、心周期における左室の容積と圧をグラフ化したもの。
- 圧－容積曲線の幅は、一回心拍出量（stroke volume, SV）。
- 圧－容積曲線の面積は、一回心仕事量（stroke work, SW）。

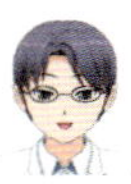

「いよいよ圧－容積関係の説明に入るのだけれど、まずは基本となる圧－容積曲線（P-V ループ）から始めよう。これは要するに、さっき説明した左室内圧の心周期変化をグラフにしたものなんだ。横軸に左室の容積、縦軸に左室内圧をとって、先ほど説明した圧変化を図示してみよう」

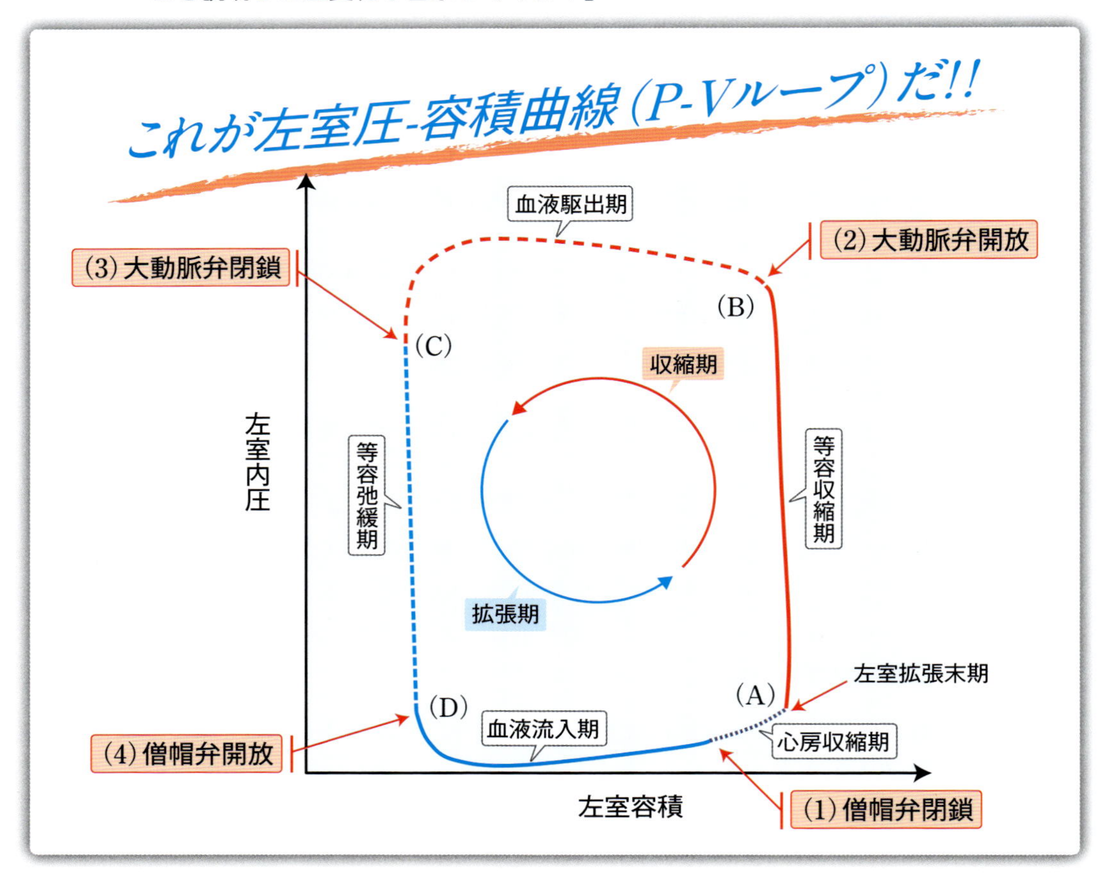

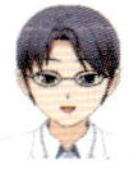

「先ほどと同じように順番にこのループ曲線を追っていこう。A、B、C、D の各点は前のページのグラフの各点と同じ時相を示している」

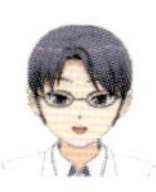

「僧帽弁が閉まった時が収縮期の始めだったよね。この時には左室の容積は最大、圧は低い状態なので圧－容積曲線では右下の点 A になる。続けて僧帽弁、大動脈弁とも閉まったまま、左室容積は変化せず圧だけが上昇する等容収縮期になるので、グラフでも同じ容積で直線的に圧が高くなっていく。

さっき説明したように左室の圧が大動脈よりも高くなると大動脈弁が開き（点 B）、血液駆出が開始。血液が駆出されて左室容積が小さくなり、左室圧が大動脈圧よりも低くなって大動脈弁が閉まり（点 C）収縮期が終了する」

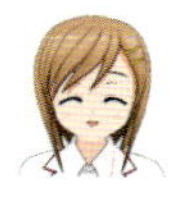

「ここから拡張期が始まり、まずは大動脈弁、僧帽弁とも閉じたままで容積は変わらず圧が直線的に低下する等容弛緩期でしたね」

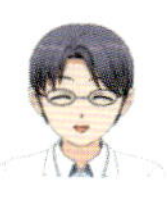

「よくわかってるね。で、点 D で左室の圧が左房より低くなって僧帽弁が開き、左室への血液流入が始まる。左室容積は大きくなり、圧も次第に上がって僧帽弁が閉じ、最初の点 A に戻って拡張期は終わり。これで圧－容積曲線一回りとなる。

ところで、直線 A–B の時の左室の容積は何を意味しているのかな」

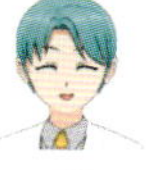

「等容収縮期の時の容積ですね。拡張末期から容積は変化していませんので拡張末期容積ということですね」

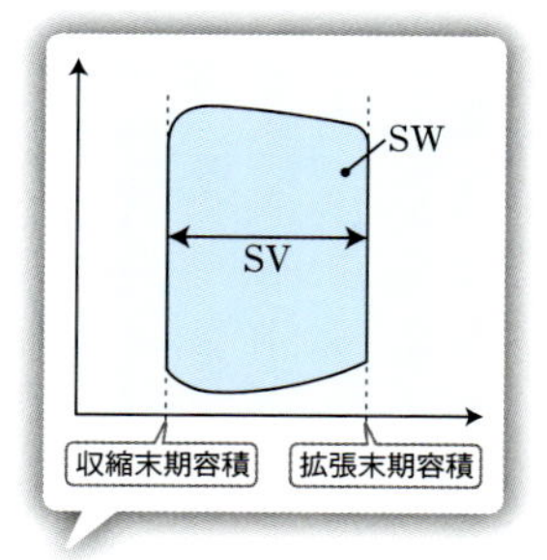

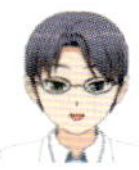

「じゃあ直線 C–D の時の容積は？」

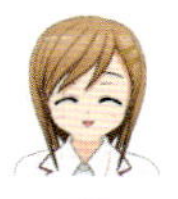

「これは私にもわかります。等容弛緩期は、収縮末期から容積は変化しないから収縮末期容積ですね」

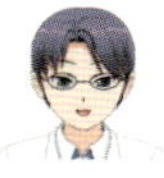

「拡張末期容積と収縮末期容積の差が一心拍で拍出される血液量なので……」

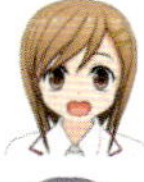

「あっ、圧－容積曲線の幅が一回心拍出量（stroke volume, SV）になるのですね」

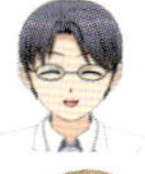

「その通り。ちなみに圧－容積曲線の囲む面積は何にあたると思う？」

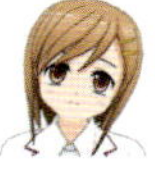

「一回心拍出量（幅）と圧変化（高さ）のかけ算だから、えーっとなんだっけ」

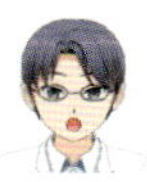

「ここは高校物理の『気体の仕事』を思い出したらわかるんだけど、圧×容積変化は気体が外へ向けてする仕事になる。それと同様に圧－容積曲線の面積は心臓が一心拍に外に向けてする仕事量、一回心仕事量（stroke work, SW）になる」

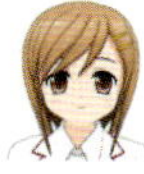

「あー私、高校の時、物理ダメだったんだ」

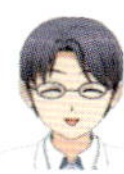

「まあまあ、とりあえず圧－容積曲線の面積＝一回心仕事量と覚えておこう」

収縮性の指標 Emax

Key Points

- 圧－容積曲線は、前・後負荷の変化で拡大・縮小する。
- 圧－容積曲線の左上をつなぐ曲線の傾きが、Emax。
- Emax は、前・後負荷に依存しない心臓の収縮性の指標。

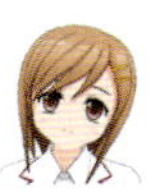

「こうやってみたら、圧－容積曲線ってなんだか当たり前のことをグラフにしてるだけみたいね。どうして、この圧－容積曲線をみんな大事だって言うのかしら」

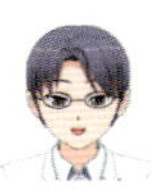

「一言で言うと、この圧－容積曲線の変化から、前負荷・後負荷によらない、左室の収縮性の評価ができるからだよ」

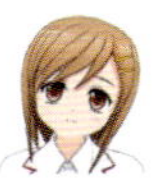

「それって大切なことなの？　収縮性なんて左室駆出率（EF）を測定すればすむんじゃないんですか？」

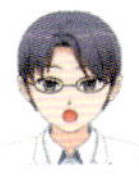

「**それっ！**　それこそ初心者が一番間違うところ！　まさに初心者の鑑！」

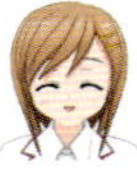

「えー、そんなに褒めてくれなくたって。恥ずかしいなあ」

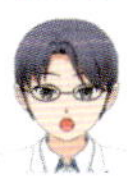

「全然褒めてません！　それはさておき、いよいよ圧－容積曲線の神髄を説明しよう。心臓に対して前負荷や後負荷を色々と変えていくと圧－容積曲線は図のように変わっていく。前・後負荷を変えていくつもの曲線を重ねた時に、左上の点Cを結ぶと一直線になる。この直線の傾きが前・後負荷によらない収縮性の指標 **Emax なのだ！！**」

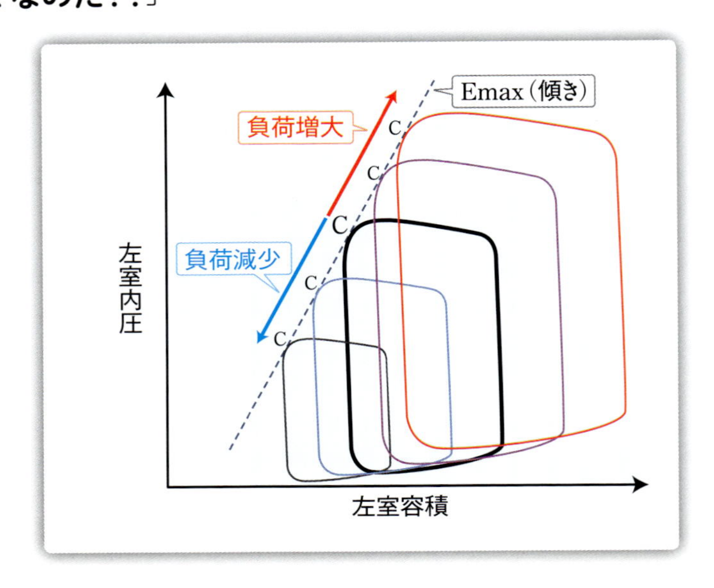

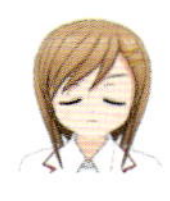
「ふーん」

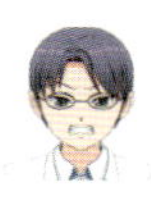
「コラ、スマホをいじっているんじゃない！　大切な話をしてるのに！（怒）」

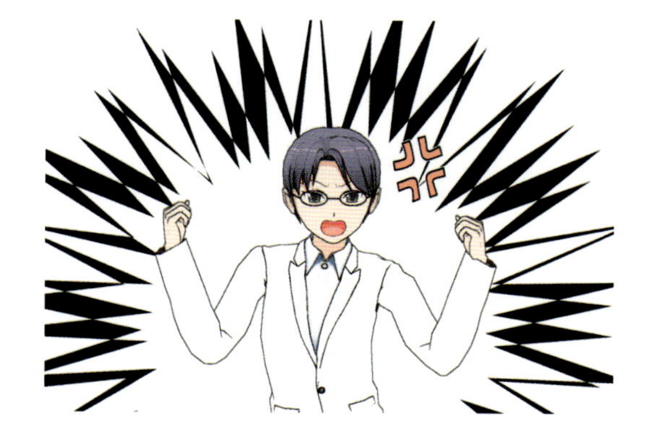

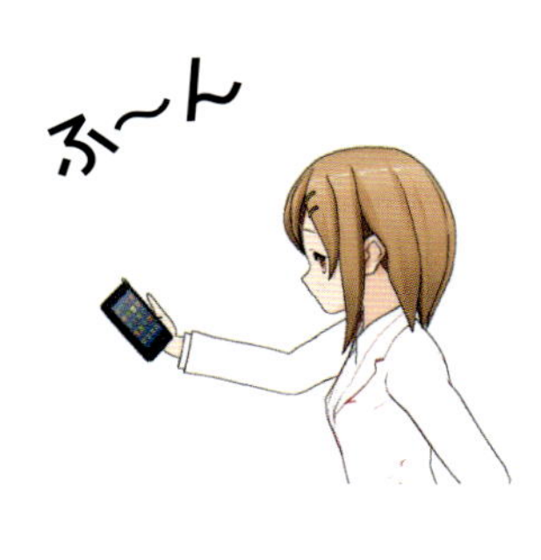

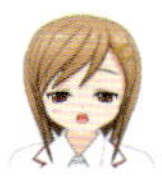
「でも、何が面白いのかちっともわからないんだもの」

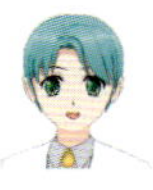
「まあ、先生。曽野さんの言うのもわからないわけではありません。『点Ｃをつなぐと直線』って言うのですが、それが何を意味しているのかわかりませんし、傾きが収縮性の指標になるというのも唐突で、なんだかなぁって感じです」

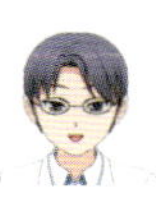
「う〜ん、君までもそう言うのなら確かにそうかもしれんなぁ。まあ、私の説明が拙速にすぎたのかもしれない。わかってもらうために順に説明していこう。

左室収縮性と言えば、フランク－スターリングの法則では『心筋の収縮力は前負荷、後負荷によって変化する』のだったよね。利尿剤や血管拡張剤が心不全治療の中心であり、個々の症例に対応するにはフランク－スターリングの法則のほうが役に立ちそうだ。でも、例えば強心薬の効果を判定する場合を考えてみると、その薬が本当に収縮性を向上させたのか、それとも前・後負荷の変化を介して収縮性が上昇したのか、それを見るための指標が必要だ。

若狭先生は、心不全の治療によくカテコラミン製剤を使うだろ。カテコラミンは強心作用もあるけれど同時に末梢血管にも作用するので、後負荷にも変化が起きる。カテコラミンを使って心機能が変化してもどちらの作用によったのかは、前・後負荷によらない指標がなければわからない。

フランク－スターリングの時代からそこを色々な工夫で切り抜けようとしたんだけれど、確実な指標は得られなかったんだ。摘出心の圧と容積を正確に、かつ時間の変化に応じて測定できるようになり、圧－容積曲線の研究ができるようになったのは 1970 年代に入ってからだ。そして、偉大な先達である佐川先生らのグループの素晴らしい研究が今日の基礎を作り上げたことは忘れないでほしい」

chapter 4　圧－容積曲線ってなんだろう

20 収縮末期圧－容積関係（ESPVR）ってなんですか

Key Points

- 収縮性が大きいと ESPVR の傾き＝Emax は大きい。
- 収縮性が小さいと ESPVR の傾き＝Emax は小さい。
- ESPVR はすべて横軸と 1 点（Vd）で交わる。

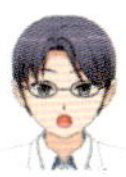

「ではもう一度、圧－容積曲線の変化を見ていこう。第 1 章のフランク－スターリングの実験系（☞17 頁図 2）と同じように摘出心の実験系を考え、圧と容積の心周期変化を測定しながら大動脈の抵抗を変えたとしよう。その結果、得られたのが先ほどと同じ下の図だ。先に述べたように収縮末期の点 C をつなぐと一直線になった。

この点 C が一直線上に並ぶのはなぜかと今は考えず、まずは実験的に発見された結果だと考えておいてほしい。ちなみに、この直線関係を**収縮末期圧－容積関係（ESPVR, end-systolic pressure-volume relation）**と呼ぶ。

この直線を図の上でずっと伸ばしていくと、横軸に交わる。この点を“Vd”と呼ぼう。なぜ“Vd”なのかは、あとで説明するので、ここでは名前だけ覚えてほしい」

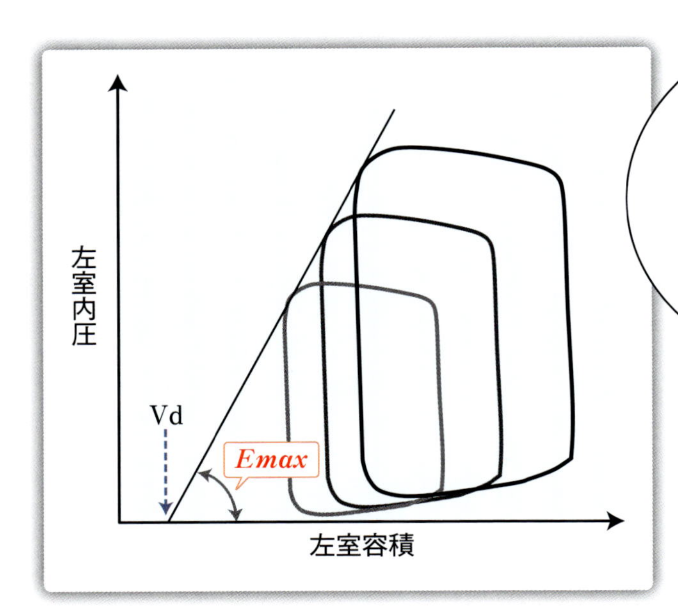

前負荷・後負荷を
変えると、圧-容積曲線は
拡大・縮小する。左上を
つなぐと直線になる。
この関係が ESPVR ね。

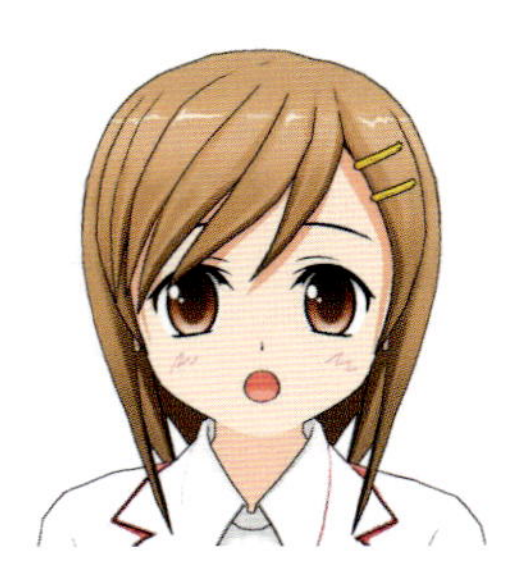

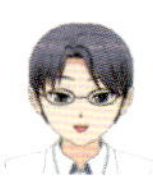

「同じ心臓に対してカテコラミンを投与し収縮力を強くした状態で、同じように前・後負荷を変えて圧 − 容積曲線を求めると、やはり点 C は一直線上に並ぶ。その時の直線の傾きは前の直線の傾きより急峻になっていることに注意してほしい。また、この直線を先と同じように伸ばしていくと、同じ Vd の点で交わる。

今度は β ブロッカーやカルシウム拮抗剤（ベラパミル）など収縮力を弱める薬剤を投与して圧 − 容積曲線を求めると、やはり点 C は直線になり、かつその傾きは前の曲線よりも小さくなる。この場合も横軸との交点は同じ Vd になる。

これはどういうことかな、若狭先生？」

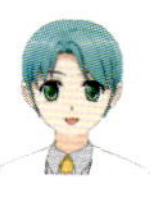

「ESPVR の傾きは、元々前負荷・後負荷を変化させて求めたものです。その傾きが一定であるということは、裏返して言えば、この傾きは前負荷・後負荷を変えても変化しない、つまり前負荷・後負荷に依存しないということです。収縮性を変えると傾きが変わるということは、この傾きが収縮性の目安になるということです。2 つを合わせると、この傾きが負荷に関係しない収縮性の指標ということか！」

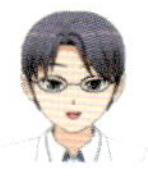

「その通り！　で、ESPVR の傾きが Emax（あるいは Ees）と呼ばれ、負荷に関係しない収縮性の指標として心力学で一番珍重されているんだ」

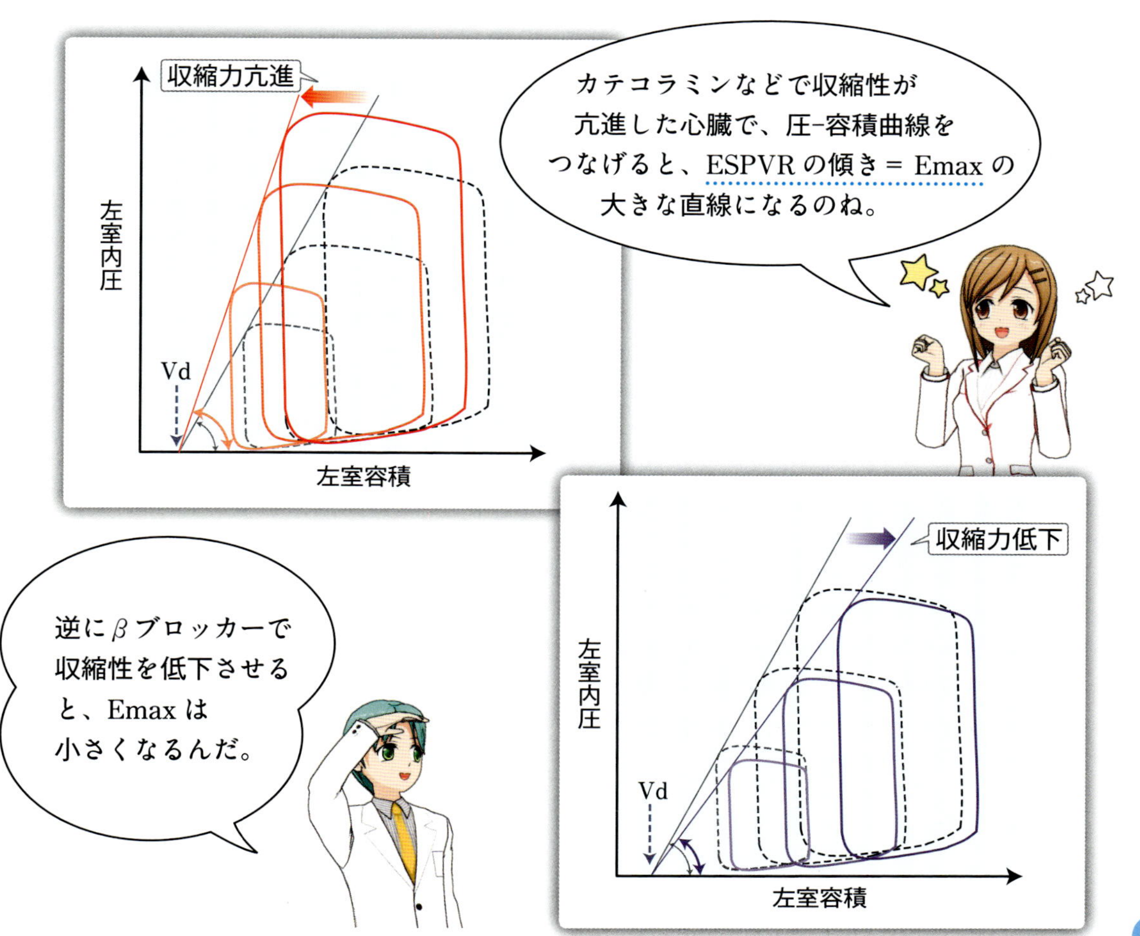

圧－容積曲線の測定方法

Key Points

- コンダクタンス・カテーテルで、ヒトでも圧－容積曲線が計測できる。
- ヒトで Emax も決定できるが、日常臨床での計測は困難。
- ESPVR の傾きを Emax と呼ぶ理由を考えてみよう。

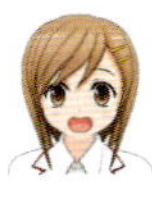

「せんせ～い、質問がありま～す」

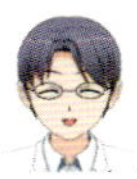

「待ってました。質問するのは、とても良いことだよ」

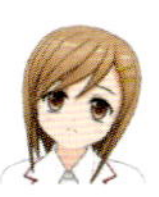

「ESPVR の傾き、Emax が収縮性の目安というのはよくわかりました。でも、それって心エコーか何かで測ることはできますか？」

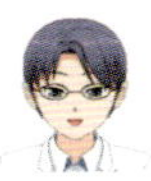

「Emax は圧－容積曲線が元になっているのだから、今の質問は圧－容積曲線を心エコーで決められるかということだよね。圧－容積曲線は左室容積と左室内圧の時間変化から求める。最近は、3D エコーを使えば左室容積の時間的変化はある程度正確に求められるようになった（時間分解能の問題はあるけれども）。でも、心周期全体で左室内圧は心エコーで測れないだろ。だから心エコーでは絶対に測れません！」

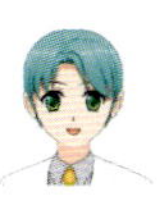

「ははは。心エコーでは無理だってのは当たり前だと思いますが、臨床で圧－容積曲線を測定する方法はないかなぁ。圧測定が必要なので、非侵襲的には無理なのはわかります。左室内圧はカテーテルで計測できるので、あとは圧と同時に左室容量を測定できれば圧－容積曲線を書くことができますよね」

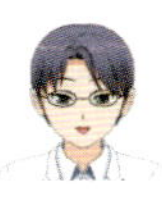

「その通り。そのために作られたのが電極カテーテル、別名コンダクタンス・カテーテルだ。左室造影用のピッグテール・カテーテルに電極が付いたようなカテーテルだ。これを左室内に挿入し、複数の電極から心室内に微弱電流を流し、心室内の電場変化を計測することで心室容積をリアルタイムで測定できる。先端から同時に圧を計測し、容積と圧の変化から圧－容積曲線を描くことができる。前負荷や後負荷を変化させて圧－容積曲線を求めれば、そこから Emax が決定できる。実際には、圧－容積曲線をどう変化させるかについてのテクニックもあるが、これを使えばヒトで Emax を求めることは可能だ」

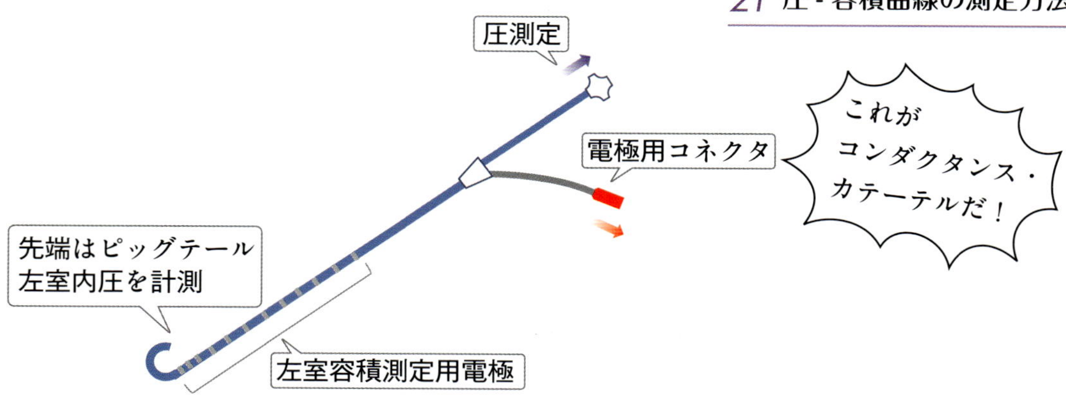

右の図は圧 − 容積曲線
および収縮性を変化させた時の
Emax の変化をヒトで測定した
結果だよ。

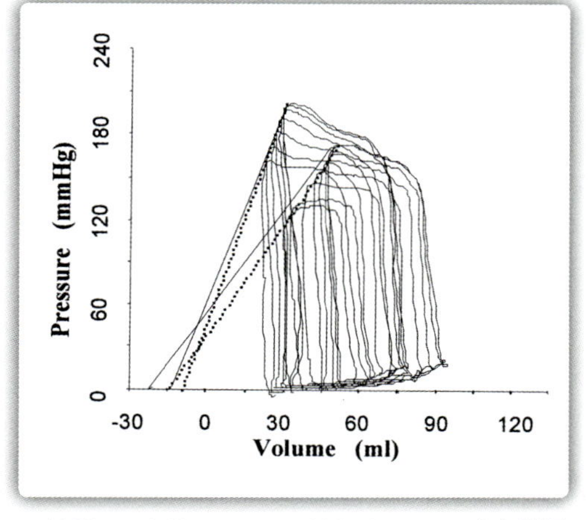

Senzaki H, et al. Circulation. 1996；94：2497 より引用

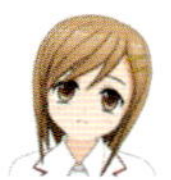

「先生、でも実際にコンダクタンスカテを使ってるのは見たことないのですが」

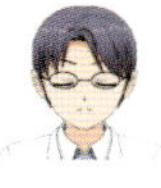

「うーん、その通り。実は私も使ったことはないんだ。測定にも手間がかかるし、実臨床で広く使われているとは言えないね」

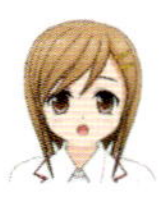

「それは残念だな〜。で、先生もう一つ質問があるんです。

ESPVR の傾きを、さっき Emax って呼んでましたけど、なぜ Emax って呼ぶのですか？　最大の E ってことだと思うけど、この E って何の略ですか？」

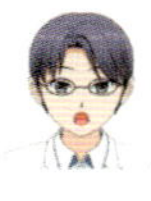

「（突然、池上彰のまねで）**いい質問ですねえ！**」

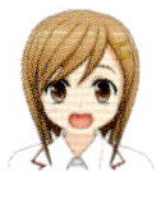

「**え！**　え、え、そうなの。私、そんなに良いことを言ったの？」

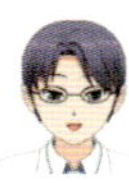

「ハイ。なぜ ESPVR の傾きが Emax と呼ばれているかを理解すれば、圧 − 容積関係の神髄を理解したことになるんだ。では、説明していきましょう」

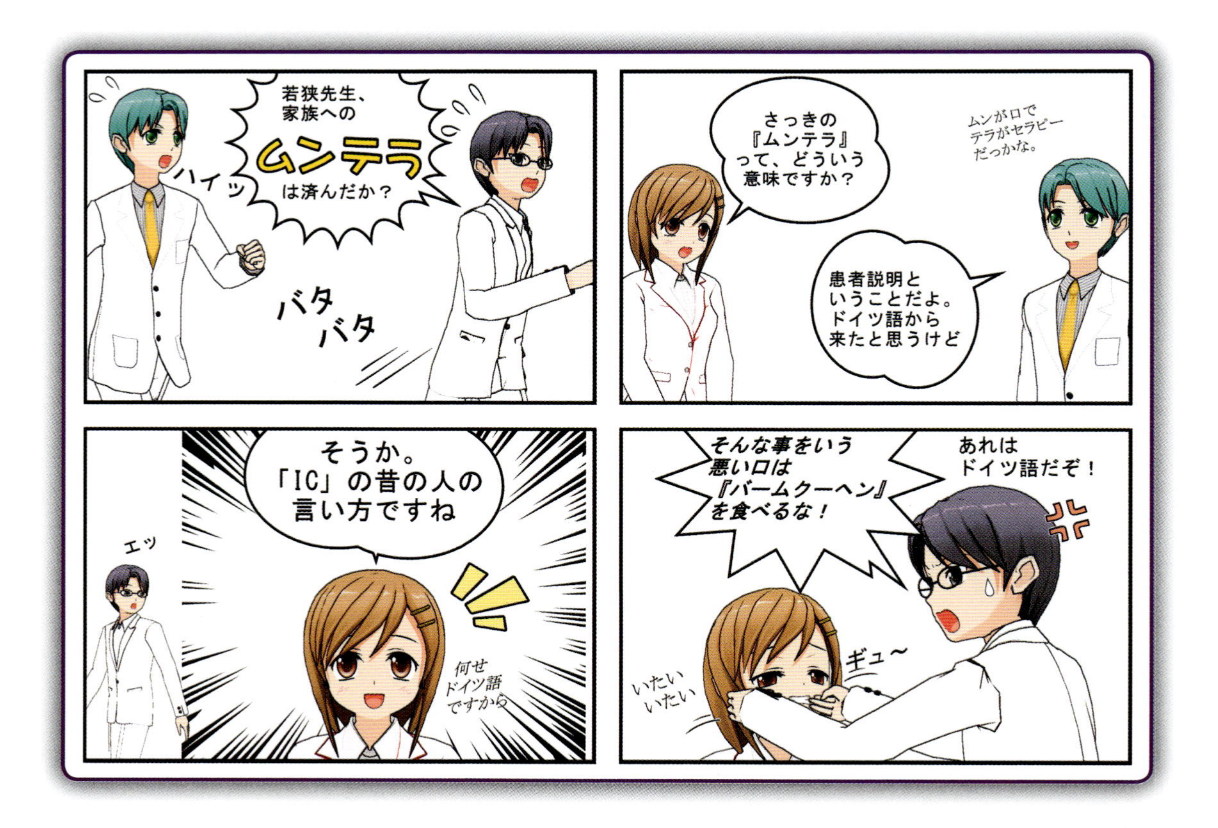

若狭先生、
家族への
ムンテラ
は済んだか？
ハイッ
バタ
バタ
さっきの
『ムンテラ』
って、どういう
意味ですか？
ムンが口で
テラがセラピー
だっかな。
患者説明と
いうことだよ。
ドイツ語から
来たと思うけど
そうか。
「IC」の昔の人の
言い方ですね
エッ
何せ
ドイツ語
ですから
そんな事をいう
悪い口は
『バームクーヘン』
を食べるな！
あれは
ドイツ語だぞ！
ギュ～
いたい
いたい

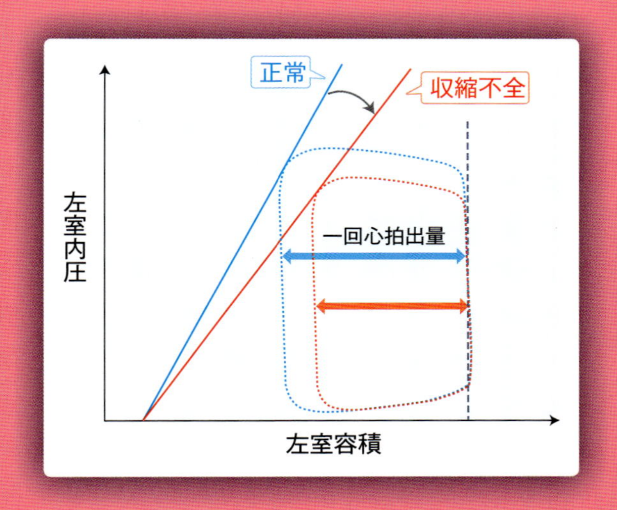

chapter 5

Emax を理解しよう

Emax の名前は知っていても、その本当の意味を知らない人も少なくない。
この章では Emax の本質を理解できるようにやさしく説明する。

Emax を理解するためには「エラスタンス」を理解することが必要だ。
なじみのない概念だけれど、心臓の収縮メカニズムから考えると
わかりやすい。

さらに心不全での色々な病態を、圧－容積曲線と Emax から説明する。

22 エラスタンスってなんだろう

Key Points

- Emax の E はエラスタンス＝弾性。
- 容積がΔV だけ縮小した物質が戻る時にΔP の反発力を発生する。
- その時のエラスタンスが“ΔP/ΔV”。

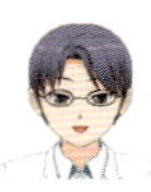

「ESPVR の傾き、Emax の E はエラスタンス（elastance）の略だ。Emax は最大エラスタンスということ。このエラスタンスを理解することが、実は圧－容積曲線を理解することのキモなんだ。

　で、エラスタンスとは『弾性』のこと。例えば、ゴムの弾性なんて言うけど、それはどういうことかな？　若狭先生」

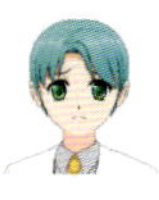

「例えば、タイヤのゴムを押した時にぐっと硬くてあまり変形しない場合は弾性が強いって言いますね。硬いゴムは弾性があるって言うのかな。でも柔らかいゴムを弾性が弱いとはあまり言わないのですが……」

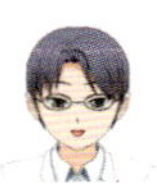

「そうだね。弾性とは『力を外から加えられて変形した物質が、力がなくなった時に元に戻ろうとする性質』と定義されている。その変形の率を弾性率と言うのだけど、特に体積の変化の時の弾性率を体積弾性率と呼ぶ。

　外から圧力 P がかかった状態でのゴムの体積を V としよう。ゴムにかかる圧力がΔP だけ強くなってゴムの体積がΔV だけ小さくなったとする。ゴムは元の体積に戻ろうとするが、そのためには追加された圧力ΔP に打ち勝つ必要がある。ゴムはΔP の反発力を発生してΔV の体積を取り戻す。この体積を取り戻すための反発力を発生する性質が弾性で、ΔP/ΔV で表す」

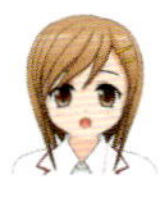

「弾性の強いゴムは、少し変形させるとより大きな反発力を発生させる……。それは逆に言うと、体積を少し縮めるにもたくさんの圧力がいるということね。日常で硬いゴムって、押してもあまり変形しないゴムのことだから、弾性の強いゴムとなるのね。あるいは反発力の強いゴムということなのかしら？」

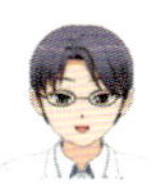

「本来は弾性と硬さは全然違うものだけれど、ゴムのように変形しやすいものについては日常生活ではごちゃまぜに使われているね。イメージ的には弾性と反発力としての硬さは近いものと考えてよいかもね」

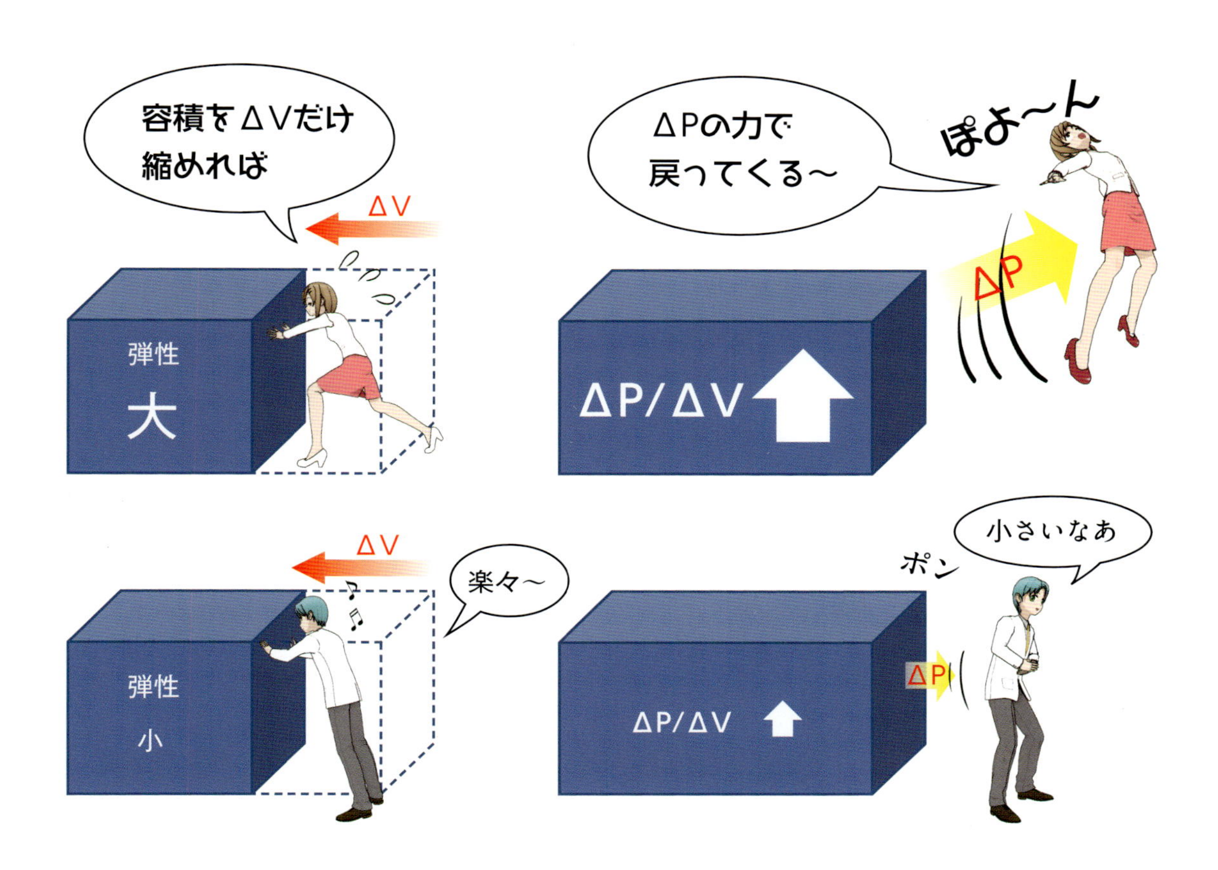

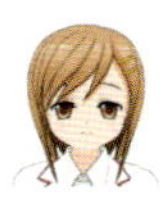

「うーん、今のところがわかりにくいので、もう一度考えさせてね。弾性＝エラスタンスとは、変形したものが戻る時に必要な圧力の変化で、体積が戻る時に打ち勝とうとして発生する力が大きいほうがエラスタンスは大きい。で、ΔP/ΔV がエラスタンスとなるのかしら？」

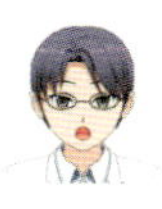

「とりあえず、**エラスタンスとはゴムのような物質の持つ『反発力としての硬さ』で、ΔP/ΔV で定義される**、とだけ覚えよう。日本語では弾性係数と訳されることもある。心力学で使うエラスタンスは一般に使う弾性としてのエラスタンスと必ずしも同じとは言えないところがある。そもそも、ゴムのような外からの力が加わらないと変形しないような物質と、それ自身の力で変形する心筋では同じように扱えないのは当然だからね」

chapter 5　Emax を理解しよう

23 心周期でエラスタンスは変化する

Key Points

- 圧－容積曲線の同じ時相をつなぐ曲線の傾きがエラスタンス。
- 心周期の各時相で心室のエラスタンスは変化していく。
- 心周期で最大のエラスタンスが Emax。

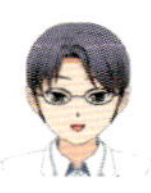

「ここで圧－容積曲線に戻ってみよう。見やすくするために圧－容積曲線は 2 つだけ書いて ESPVR を描いた。左上の点を結ぶ線の傾きが Emax だったね。

　このグラフは横軸は容積、縦軸は圧だから、この直線の傾きは［左室内圧の変化］／［左室容積の変化］、すなわち ΔP/ΔV となる」

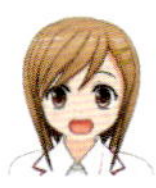

「**あっ**、エラスタンスと同じだ」

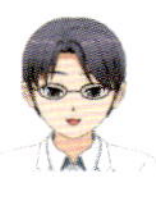

「そう。つまり ESPVR の傾きとは、エラスタンスそのものを意味しているんだ。Emax を Ees と呼ぶこともあるけど、それは収縮末期（end-systolic）エラスタンスの意味だよ。収縮末期の点をつないで求めたエラスタンスだからね」

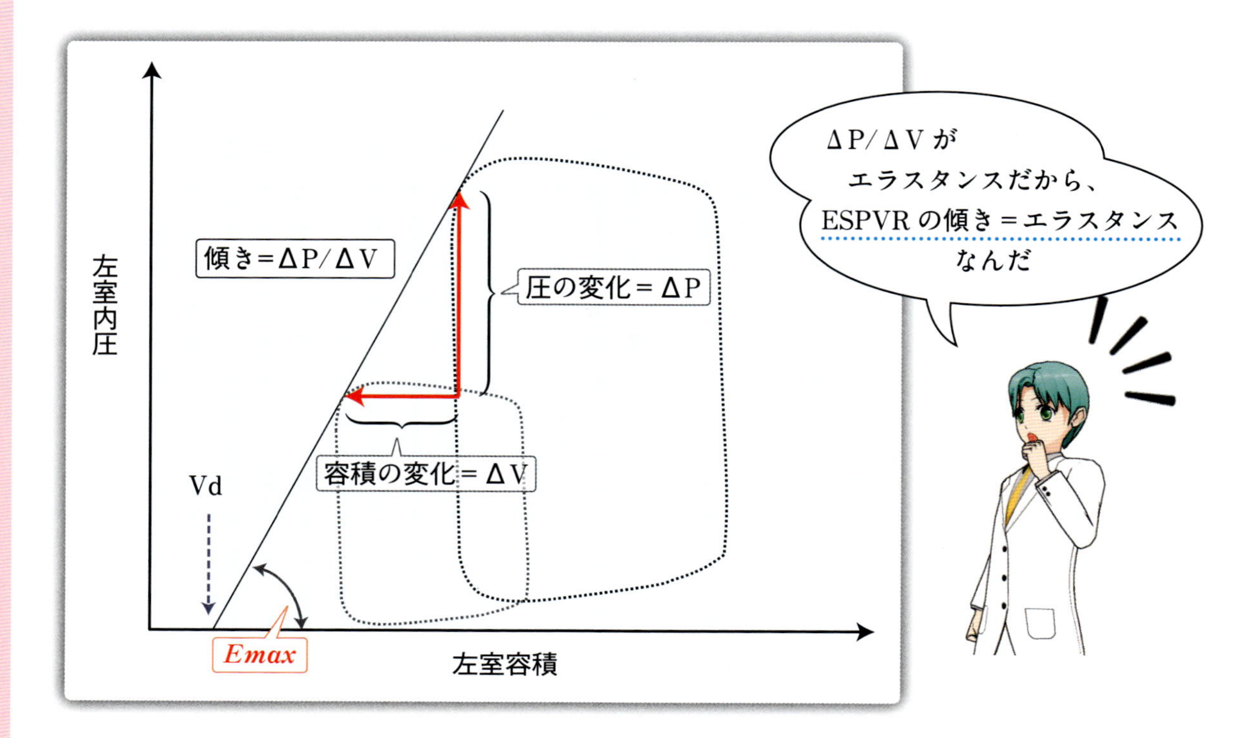

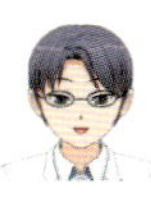

「ESPVR の傾きがエラスタンスだとわかったところで、重要な概念である時間可変エラスタンスの話をしたいと思う。エラスタンスを説明する時にゴムの例を持ち出したけれど、ゴムではエラスタンスは常に変化しない。それに対して心臓では心周期の間にエラスタンスは変化していくんだよ。

例えば拡張末期から始めて、圧－容積曲線の各点（時相）と Vd をつなぐ直線を書いてみよう。各々の直線の傾き ΔP/ΔV がその点（時相）におけるエラスタンスを示すことになる。下の図に示すように右下の拡張末期でエラスタンスは最小で、左上の収縮末期で最大になる」

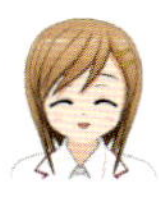

「それで ESPVR の傾きが最大（maximum）エラスタンス＝ Emax と呼ばれるのね」

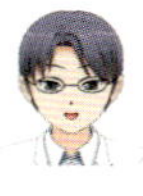

「その通り。ちなみに、前・後負荷を変化させて描いた複数の圧－容積曲線で同じ時相の点を結ぶと、ESPVR と同様に Vd を原点とした直線になる。これはどの時相でもエラスタンスは前・後負荷に影響されない、心臓そのものの性状によって決まる性質であることを意味している。もちろん、カテコラミンや β ブロッカーで収縮性を変えるとエラスタンスは変わる」

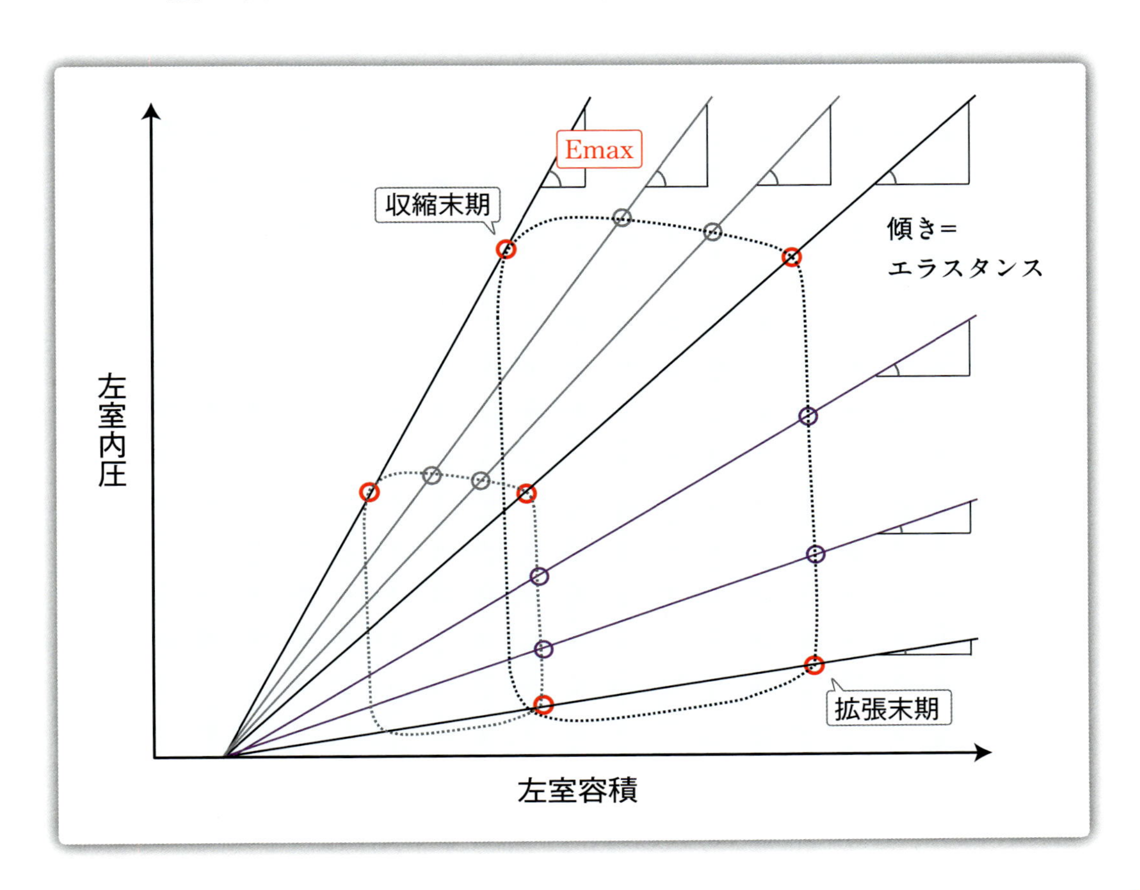

24 エラスタンス、Vd、Emax

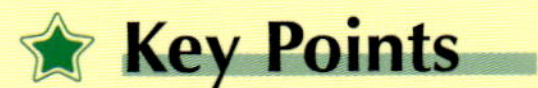

Key Points

- エラスタンスは硬さとは違う概念。
- Vd は、前・後負荷がなくても拍出できずに残る左室の死腔の容積。
- 心筋収縮のメカニズムが Emax 理解への鍵。

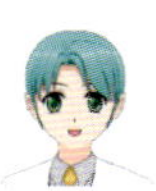

「なるほど。先ほどの話の中で、弾性＝エラスタンスと硬さの区別が難しいというのがありました。心臓の『硬さ』というと、止まった心臓の物質としての硬さを想像してしまいますが、時間可変エラスタンスはもっと動的なものなんですね。そう考えるとエラスタンスと硬さはかなり違うということですね」

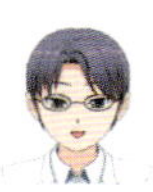

「物質としての硬さはスティフネス（stiffness）で、『硬さ』そのものだ。エラスタンスとかスティフネスとか、この辺が日本語で説明する時の難しさだね。スティフネスは心臓の収縮性よりも拡張性を考える時に大切な概念で、あとで説明するよ。エラスタンスは『弾性係数』とも訳され、弾性というよりもこのほうがかえってわかりやすいかな。『弾性』が心周期で変化するというよりも『弾性係数』が変化するというほうが納得できるね。先にも説明したようにエラスタンスは変化の比率だから、係数というのもよくわかる」

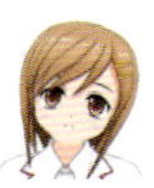

「ところでせんせ〜、原点の Vd というのは何ですか？」

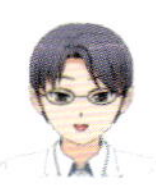

「理論的には、心臓に前負荷も後負荷も全くない状態でも拍出できない血液量、心臓が空打ちする時の残留容積になる。空打ちだから圧は発生しないね。ちなみに Vd の d は dead volume ＝死腔容積の意味だ。日本語だと、負荷が全くない状態での容積ということで、無負荷容積とも言われる。

　理論的には、同じ心臓なら収縮性を変えて ESPVR を変えても Vd は同じはずだけど、実験では理論で求めた点との間にずれがある。55 頁のコンダクタンス・カテーテルを用いて測定したヒトの圧－容積曲線をもう一度見てごらん。ESPVR が変化した時の Vd は 1 点に集まっていないだろ。これは ESPVR は実際の実験系では完全な直線にならないからだと考えられている」

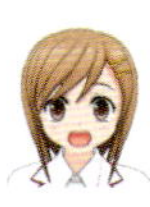

「えー、本当は理論とずれているんだ。ちょっとずるい」

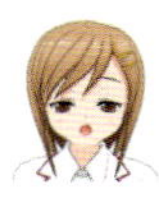

「Emaxの意味は一応わかったけれど、何だかピンとこないなあ。収縮末期のエラスタンスが収縮性の指標だって言われたって、ふーんって感じ。そもそも『エラスタンス』って硬さというか反発力の指標だったはずじゃない。それが、収縮性という『力』の指標になるなんて、どっかでだまされたような気がする。

大体、心力学がどうのこうのって言う人って、なんかいかにも賢そうというか、偉そうな人が多いような気がする。秀才の人たちが机上の空論でグラフをいじくって私たちを煙に巻いているんじゃないの？」

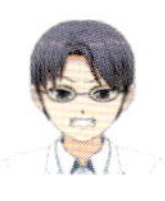

「**何という恐ろしいことを言うんだ。**でも、君の気持ちもわからないではない。圧－容積曲線から、いきなりEmaxになるのは飛躍しているように思われてもしかたないな。『Emaxが負荷にかかわらず一定』と言われても、詳しい説明もなしに結果だけが与えられると納得がいかないのも当たり前だよね。

でも、実は心臓がどうやって収縮するかを考えると、すべての謎があっという間に解けてしまうんだ。時間可変エラスタンスという概念も、Emaxが収縮性の指標になることも、心筋収縮のメカニズムから考えるとよくわかるし、当然そうなるべき現象だと納得できるんだよ。

次からはEmaxの意味を本当に理解してもらうために、心筋がどうして収縮するか、そしてそれが左室のエラスタンスとどうつながるかを説明していくよ」

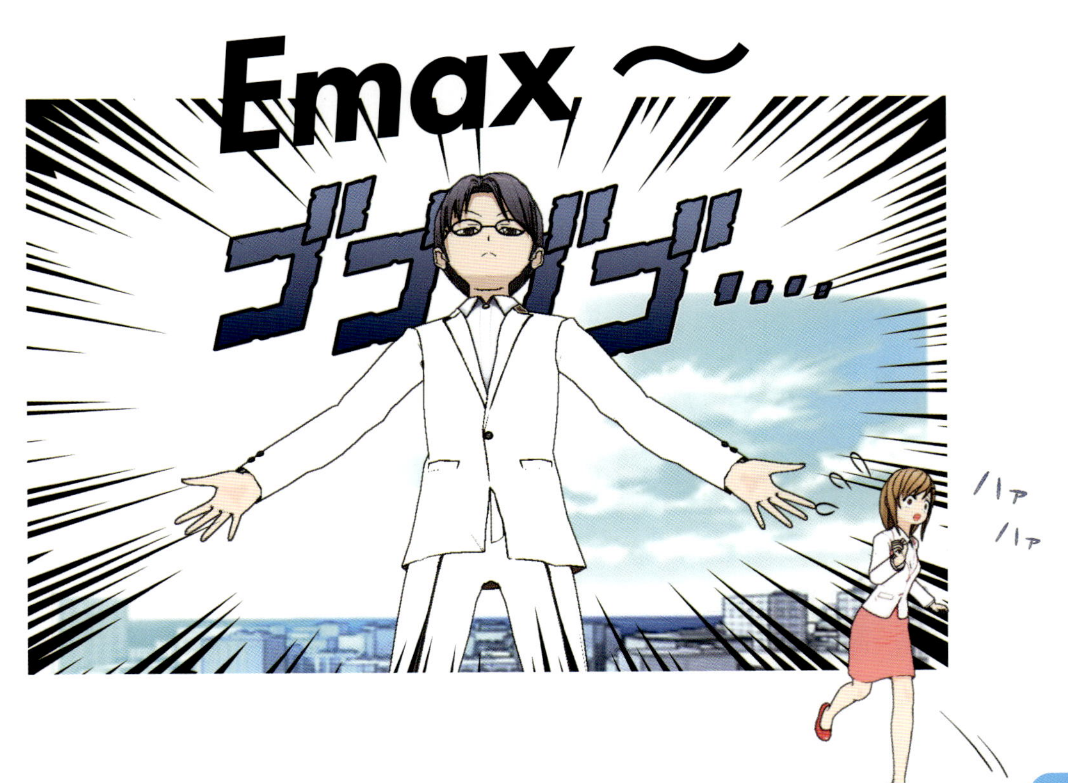

chapter 5　Emaxを理解しよう

25 心筋収縮の分子的機序（1）

Key Points

- 収縮単位のサルコメアは、太いフィラメントと細いフィラメントからなる。
- 太いフィラメントはミオシン分子で構成される。
- 細いフィラメントはアクチンにトロポミオシン分子が絡まった構造。

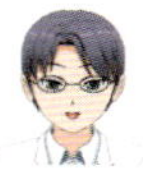

「Emaxを本当に理解するために心筋の収縮メカニズムから始めよう。みんなもよく知っているように、心筋細胞はアクチンとミオシンの働きで収縮する。まずは心筋細胞の収縮単位の構造を見てみよう。心筋細胞は収縮を司る筋原線維と細胞膜である筋鞘（サルコレンマ）からできていることは知っているね。筋原線維は収縮単位であるサルコメア（筋節）をつなげた組織の束が何本かまとまってできている。サルコメアを拡大したのが下の図だ」

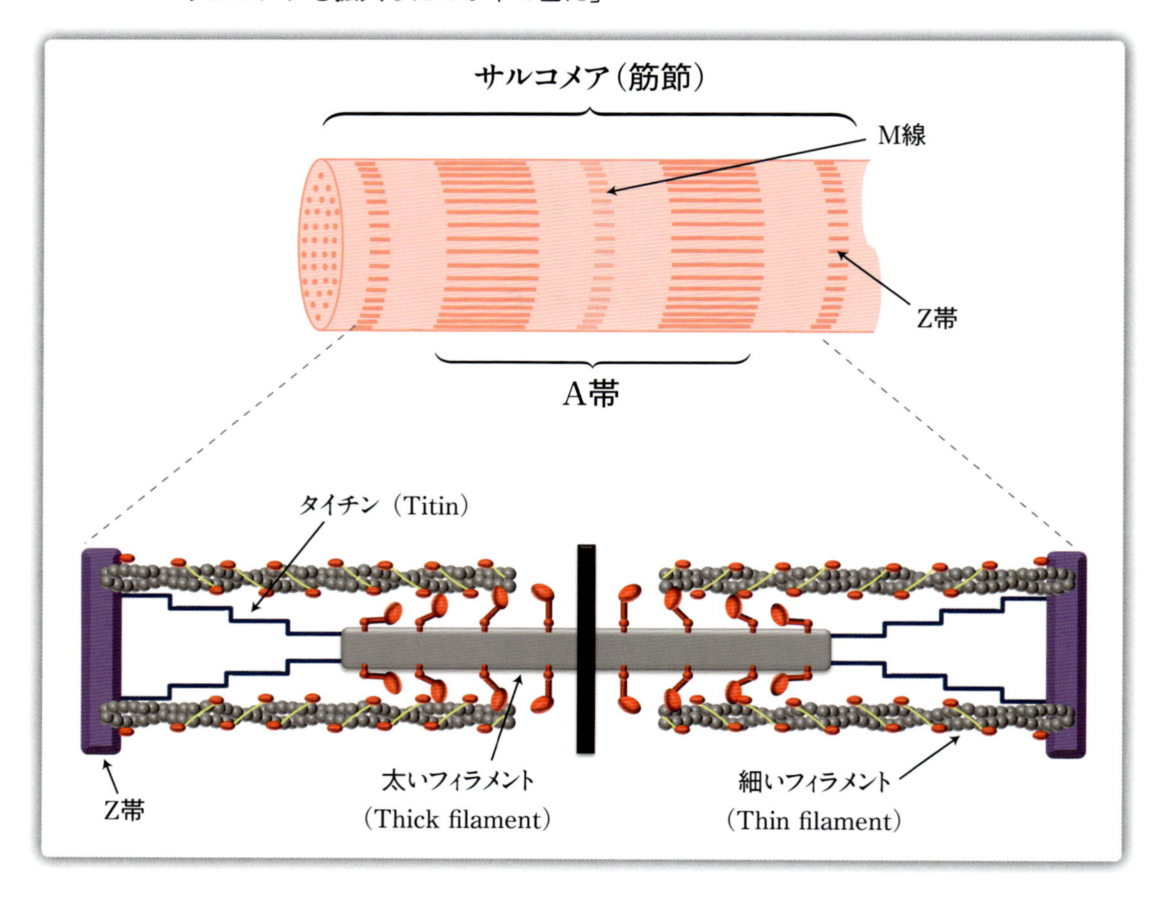

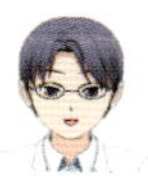

「個々のサルコメアはZ帯（Z-disk）と呼ばれる部分で区切られ、その中に太いフィラメント（Thick filament）と細いフィラメント（Thin filament）と呼ばれる2種類のフィラメントが存在している。

太いフィラメントはミオシン分子が連なった構造であり、サルコメア中央のM線から両側に向かって伸びている。細いフィラメントは主にアクチン分子による構造にトロポミオシン分子がらせん状に絡まったような構造をしている。細いフィラメントの端はアクチンによりZ帯に結合し、さらにデスミンにより細胞膜に固定されている。

またタイチン（Titin）という巨大タンパクがZ帯とM線をつないで、サルコメア形成の足場を提供する。タイチンは分子量が3,000～3,700キロダルトン（KDa）あるヒトの体内で一番大きなタンパク分子で、心筋細胞の受動的な硬さ（スティフネス）を決めている。また、筋肉の過進展を防ぐという機能もある」

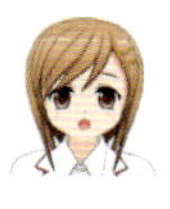

「ミオシン分子ってもやしみたいな形ね」

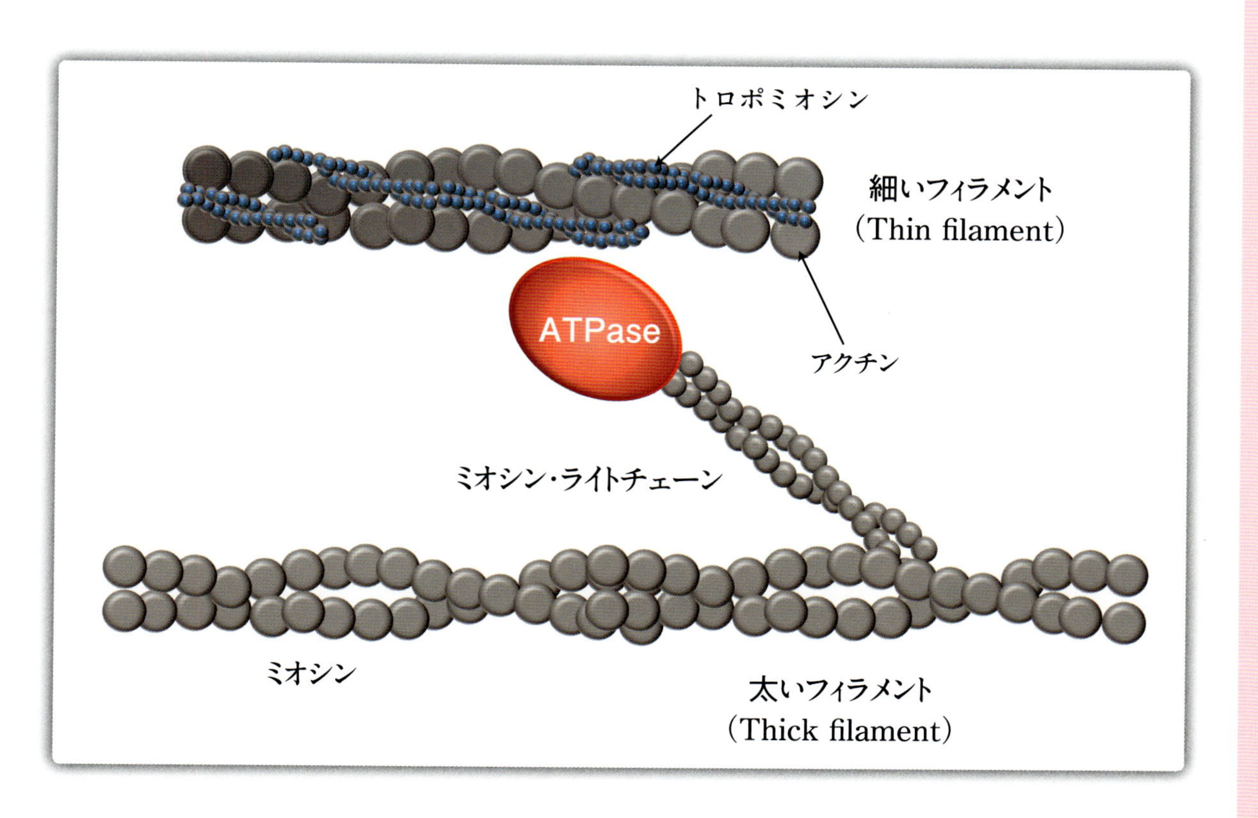

chapter 5 Emaxを理解しよう

26 心筋収縮の分子的機序（2）

Key Points

- カルシウムはアクチンのミオシン結合部位を露出する。
- ATPの水解でミオシンがアクチンフィラメントに結合。
- ミオシン分子端の首ふり運動でアクチンフィラメントが移動する。

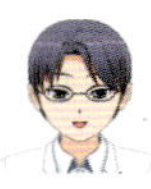

「心筋の収縮とは太いフィラメントと細いフィラメントが互いに滑り込むことによって、サルコメアの長さが短くなることだ。アクチン分子にはミオシン頭部と結合するミオシン結合部位があるんだけど、通常はトロポミオシン分子が結合部位にふたをしてしまっている。細胞内にカルシウムが流入してトロポニン分子に結合すると、トロポミオシンの立体構造が変化してアクチンから引き離される。それによって隠されていたミオシン結合部位が露出される」

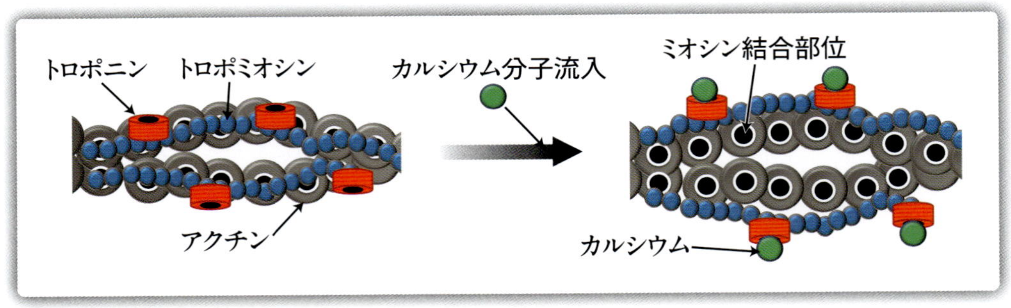

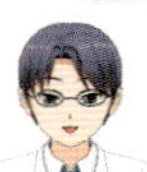

「ミオシン分子はATP水解酵素（ATPase）としての活性を持っていて、ATPをADPに水解することでエネルギーを発生し、ミオシン分子の頭の部分の分子端、もやしで言うと豆の部分だね、そこがアクチンのミオシン結合部位に結合するようになる。

ADPと無機リン酸がはずれると、ミオシン分子端の構造が変わり、ミオシンは首を曲げるような運動をする」

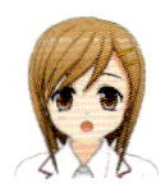

「もやしのおじぎかあ。なんかカワイイ」

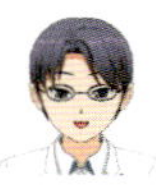

「この首ふり運動でアクチンフィラメントが移動する。またATPが結合するとミオシン分子端は元の位置に戻る。ミオシン分子端がはずれるとATPは加水分解される、とサイクルの最初に戻るわけだ。このサイクルを繰り返して心筋は収縮する。拡張期が始まると、カルシウムは細胞質内から心筋小胞体（SR）内へ再吸収されたり細胞外へ排出することで心筋細胞は弛緩する」

ATPが加水分解され、
ADP＋リン酸（Pi）が
ミオシンに結合すると
ミオシン分子端が
アクチンのミオシン
結合部位に結合する。

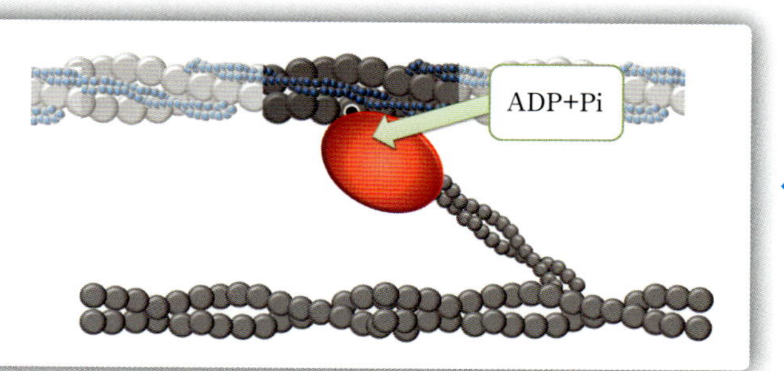

ADP+リン酸（Pi）が
はずれミオシン分子端の
構造が変わり、結合している
アクチンフィラメントが
移動する。

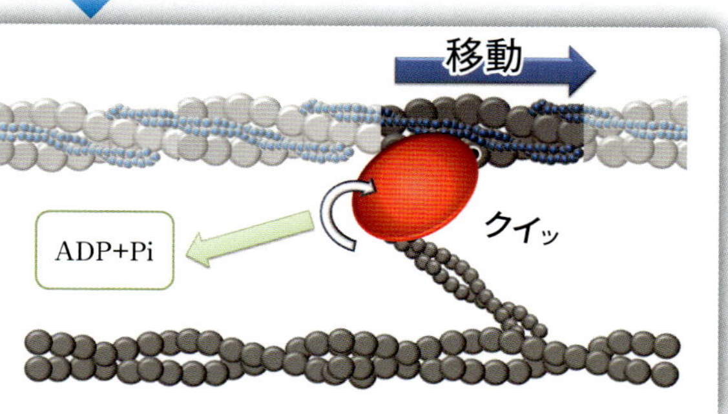

ミオシン分子端が
はずれると
ATPは加水分解される。

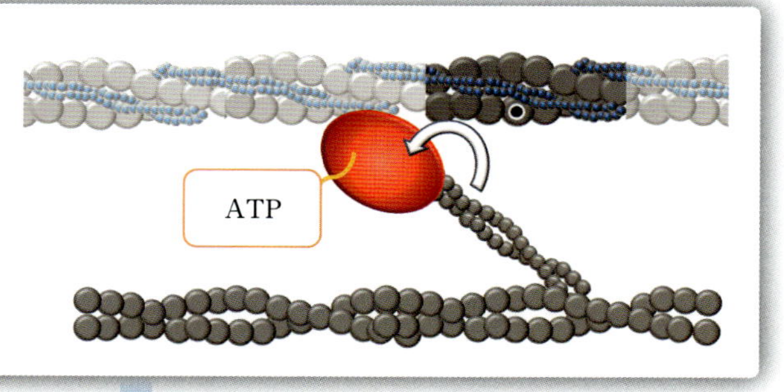

ATPが結合して
ミオシン分子端が
元の位置に戻る。

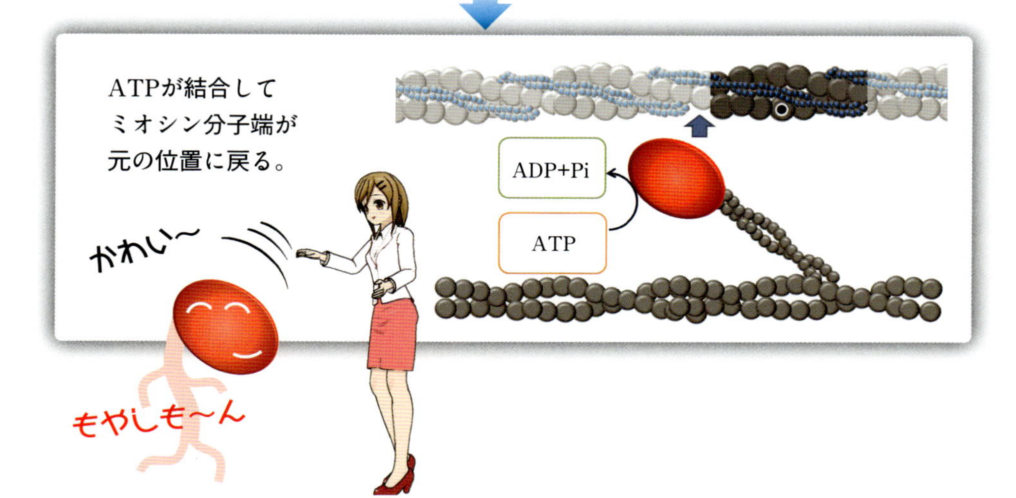

27 クロスブリッジが Emax を決める

Key Points

- アクチンとミオシンのクロスブリッジ形成がエラスタンスに影響。
- 収縮末期にクロスブリッジ数最大＝ Emax。
- クロスブリッジ形成の大きさ∝収縮力の大きさ＝ Emax の大きさ。

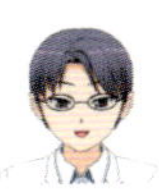

「下の図のように、収縮期の間にアクチンとミオシンは重なり合うようにどんどん進んでいき、両分子の間にはクロスブリッジが形成される。重なり合いが強く、クロスブリッジの数が多いほど、太いフィラメントと細いフィラメントが、がっちりと結合していることはわかるよね」

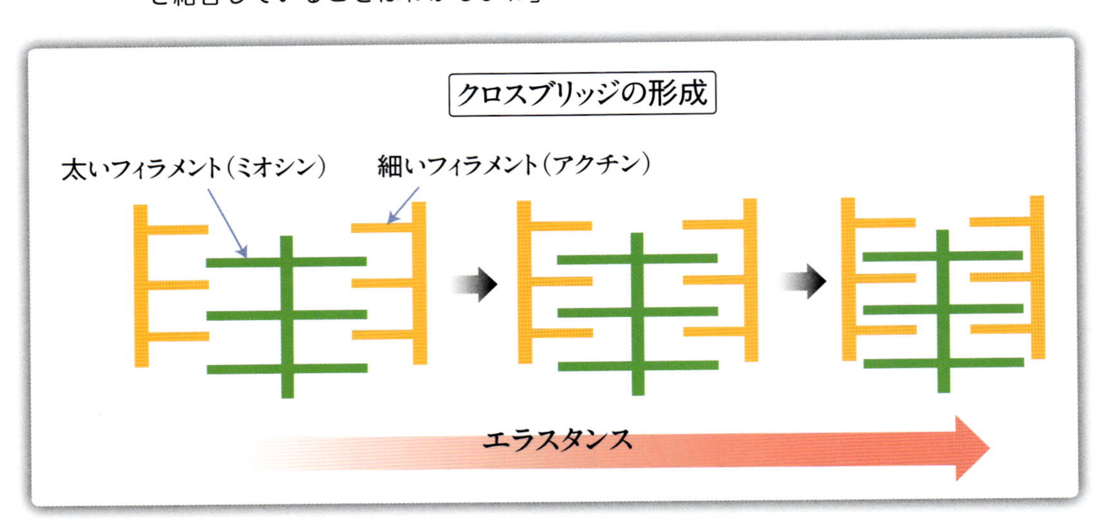

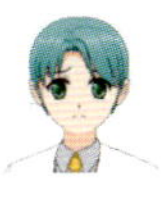

「心周期の中で重なりが一番多いのは、心筋が最大限に縮んだ収縮末期だから、この時が一番クロスブリッジの数が多い。つまりフィラメント同士が一番がっちりと結合しているので、一番硬い状態、つまりエラスタンスが一番強くなるのか！！」

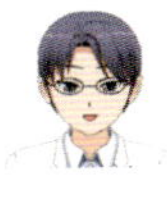

「その通り！　そして、どれだけたくさんのクロスブリッジを形成できるかで最大の収縮力が決まるのだから、最大クロスブリッジ＝最大エラスタンス＝ Emax がその心筋の収縮能を表すというのもわかるだろう。

『クロスブリッジの数がエラスタンスを規定する』と考えると、時間可変エラスタンスというのもよくわかるよね。収縮期はクロスブリッジが形成されていくからエラスタンスは大きくなり、拡張期にはクロスブリッジが減っていきエラスタンスは低下していく」

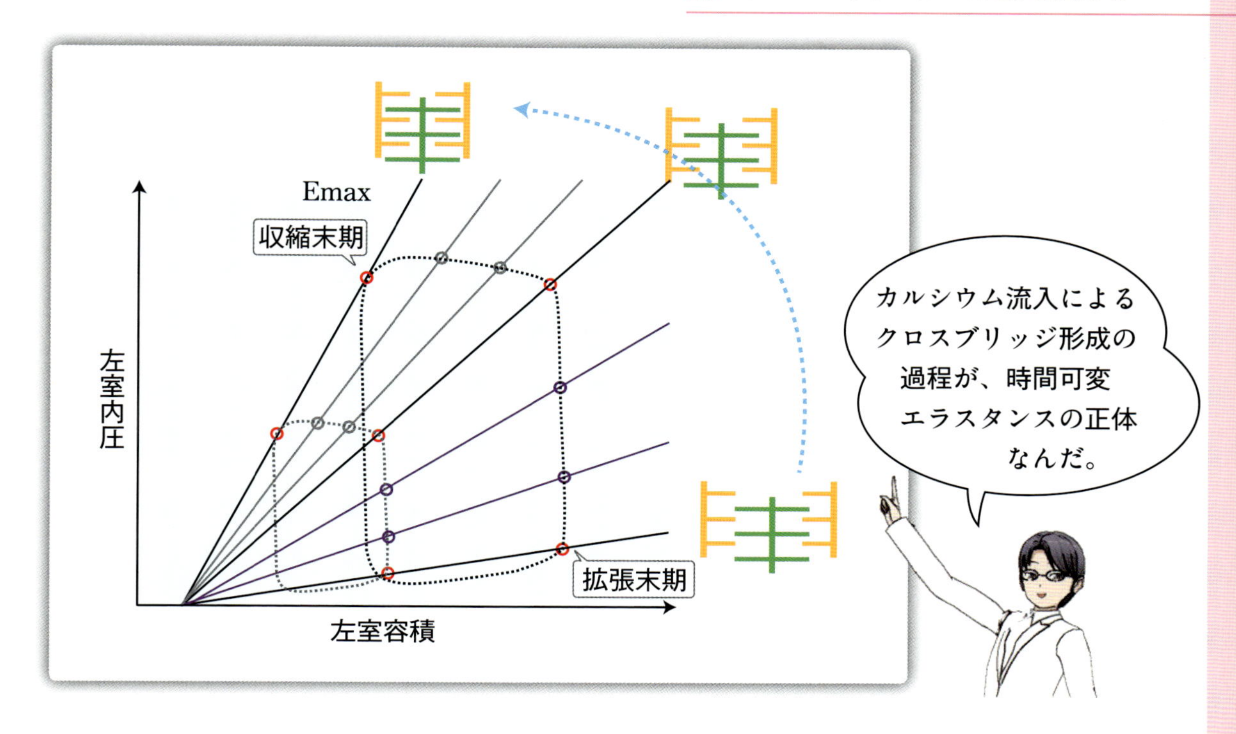

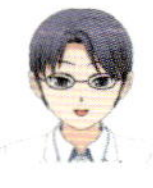

「心筋の収縮－拡張はカルシウムの動態によってコントロールされている。若狭先生は『カルシウム誘発性カルシウム放出』は知っているよね」

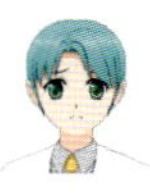

「はい。電位変化での細胞膜のカルシウムチャンネルが開き、細胞質内に少量のカルシウムが流入すると、それによって心筋小胞体から多量のカルシウムが放出される現象です。いわば、細胞質内カルシウム上昇の増幅機構ですね」

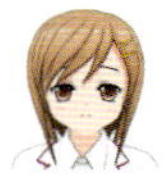

「（彦摩呂のまねで）**カルシウムの大なだれや～**」

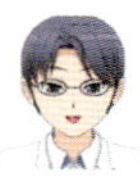

「カテコラミンのβ作用は主に細胞膜のカルシウムチャンネルをリン酸化させることで、電位変化によるカルシウム流入を増やし収縮性を上げる。この作用は、『カルシウム誘発性カルシウム放出』の働きにより増幅されて大きなカルシウム増加を引き起こすことになり、強い収縮性増加＝陽性変力作用を引き起こす。カルシウム拮抗薬は逆にカルシウムチャンネルの働きを阻害して、細胞質のカルシウム上昇を弱めて収縮を抑制する（陰性変力作用）。このような細胞質内カルシウムの変化がクロスブリッジ形成の量を変化させて、Emaxが変化するんだ」

chapter 5 Emax を理解しよう

28 圧－容積関係とフランク－スターリングの法則

Key Points

- フランク－スターリングの法則は、圧－容積関係から説明できる。
- フランク－スターリングの法則での、カテコラミンの効果も説明できる。
- 局所壁運動異常や心室内伝導障害があると、Emax は信頼できない。

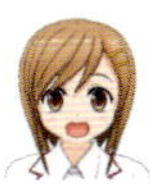

「ところで、最初に勉強したフランク－スターリングの法則との関係が気になるんですけど。あんなに頑張ったフランク、スターリングさんがほったらかしみたいで」

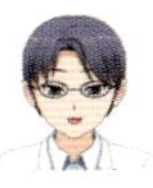

「フランク－スターリングの法則も圧－容積関係で説明できる。というか、特殊な条件での圧－容積曲線の変化を見ているのだとも言える。フランク先生の実験は、摘出した心臓で自由に拍出できる条件で、筋肉長＝左室容積を変えて発生する力を見ている。実際には筋肉の長さは変化させないで発生する力を見ているから、**等容収縮期の収縮力を見ていることになる**。収縮性＝ Emax は変えずに前負荷を大きくする＝拡張末期容積を大きくしているので、同じ ESPVR にそって圧－容積曲線は拡大していく。その結果、等容収縮期に発生する圧（下の図の矢印）が大きくなる。

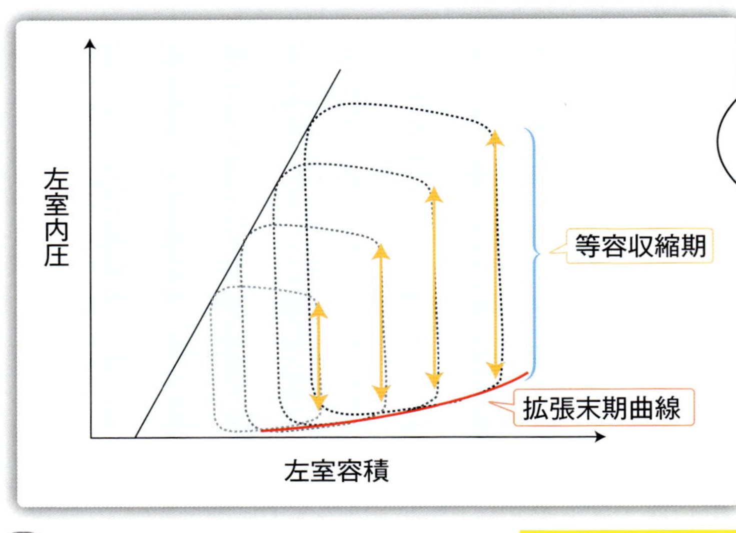

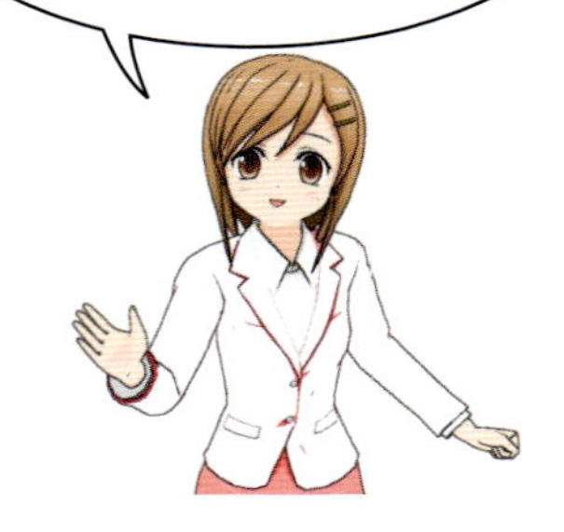

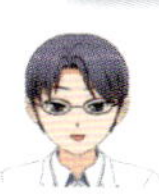

「スターリング先生の実験系では、**発生する圧を変えないようにして前負荷を変えて左室の拡張容積を大きくしたことになる**。圧－容積曲線で言うと、後負荷＝発生圧は変えないから拡張容積のみが右に移動していく。圧－容積曲線の横幅が一回心拍出量（SV）だったので、拡張容積が大きくなると一回心拍出量が大きくなっていくが、収縮性の指標としての Emax は変わっていないことがわかるね」

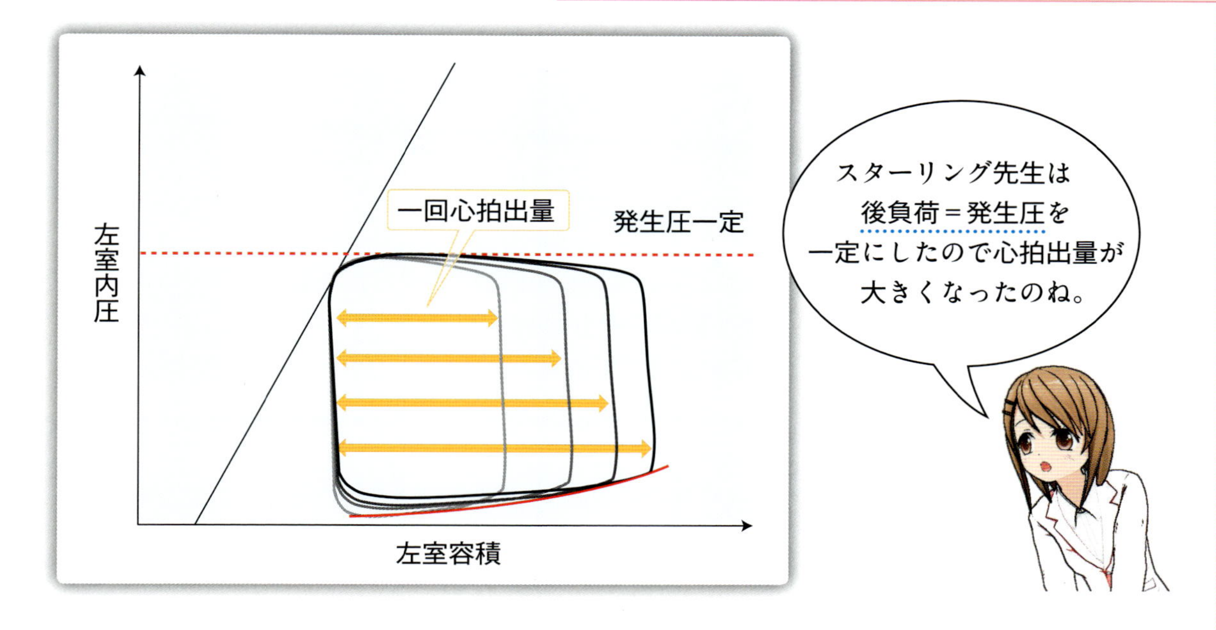

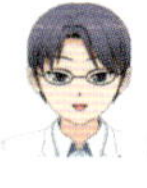

「同じ実験系でカテコラミンを使って収縮性を高める＝ Emax を大きくすると、ESPVR はより急峻になる。カテコラミン投与前と後負荷＝発生圧は同じ条件にしてあるので、一回心拍出量の増加はより大きくなっているだろう。これはフランク - スターリング曲線がカテコラミンでより急峻になる機序を説明している」

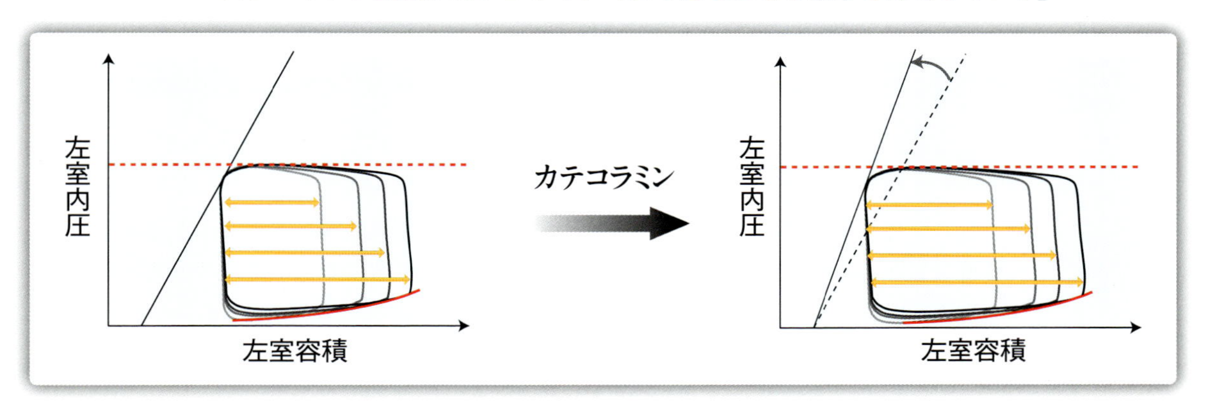

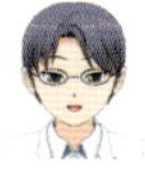

「Emax は原疾患に関係なく心臓の収縮性を反映する。ただ左室全体についての指標であり、局所壁運動異常がある症例や心室内伝導障害があるような症例では、心筋の収縮性を正確に反映しないこともある。局所壁運動異常例では正常領域の収縮性の亢進で Emax を過大評価したり、心室内伝導障害では過小評価したりする」

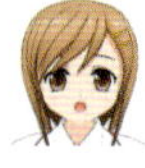

「えー、じゃあ Emax ってあまり役に立たないじゃん」

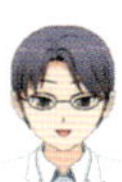

「確かに臨床では Emax を測定することはほとんどないけど、心不全などの病態理解には必須だよ。次からは左室収縮能が低下した時の変化を見てみよう」

chapter 5　Emax を理解しよう

収縮不全心での圧－容積関係

Key Points

- Emax が小さくなる収縮不全では、拡張容積は変わらず心拍出量が低下する。
- 強心薬により Emax が大きくなり心拍出量が改善する。
- 交感神経亢進では、後負荷増大により Emax が変わらずとも圧－容積曲線は拡大する。

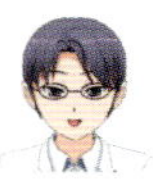

「圧－容積曲線について今までいろいろと話をしてきたけれど、ここまでの内容は

収縮末期の点をつないだ直線（ESPVR）の傾き＝ Emax は
前負荷・後負荷の影響を受けず、収縮性によって決定される。

の一文にまとめられる。この講義のすべてはここに尽きると言ってもよい」

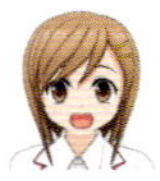

「え～、じゃあ最初からそれだけ教えてくれたらいいじゃない。なんか損した感じ。さっきも言った通り Emax の測定はできないのが普通だから役に立たないしさ」

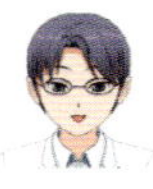

「いや、今までは圧－容積関係の基本原理を導くのが目的で、これからいよいよ臨床応用に進んで面白くなる。圧－容積関係が重要なのは、心不全などの病態を考えるモデルになることだ。ここでは収縮性の低下した不全心について考えてみよう。ただし、前回述べたように局所壁運動異常や心室内伝導障害はないとする。

心収縮性が低下したということは Emax が小さくなったのだから、もし拡張末期容積が変わらないとすると圧－容積曲線は下の図のように変化する。圧－容積曲線の横幅が一回心拍出量（SV）だから、収縮性の変化によって心拍出量は小さくなる」

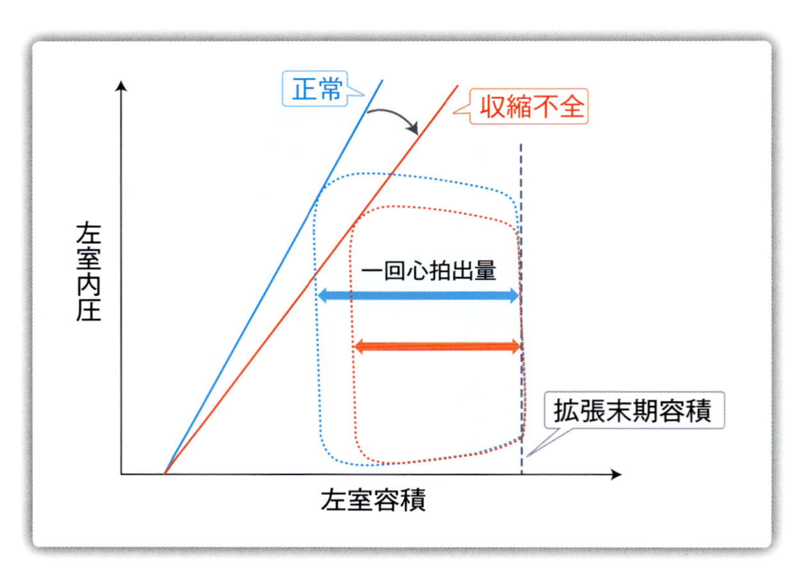

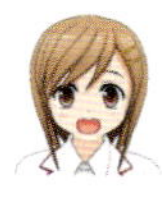

「収縮能が低下すると心拍出量が小さくなるって、当たり前の話だと思うけど」

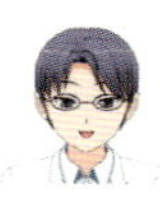

「まあね。収縮力の低下した症例にカテコラミンなど強心薬を投与すると、Emax は大きくなり ESPVR は反時計方向に回転する。すると、同じ左室拡張末期容積に対して収縮末期容積は縮小し心拍出量は増加する（下図左）。

カテコラミン製剤を使わず心拍出量が低下したままだと、組織に十分な血液が灌流されない。それではいけないので、生体は交感神経系を活性化し、末梢血管を収縮させることで、灌流圧を上げて組織への灌流を維持しようとする。

心不全の患者さんの手足が冷たいのは末梢血管が収縮しているからだ。曽野さんも心不全の患者さんの心エコー図検査をする時には気づいているよね」

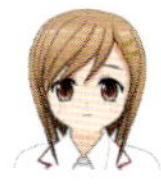

「はい、先生から心エコー検査をする時には身体所見も気をつけるよう言われていますから」

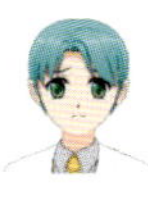

「えらいね、曽野さんは。僕は何でもきっちりできる女性が好きだなあ」

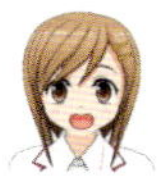

「えっ、えっ、えっ、それって……」

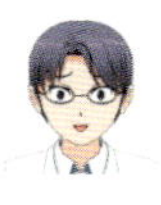

「**いや、それはない、ない**。さておき、末梢血管が収縮すると後負荷が増大する。でも心筋の収縮性は変わらないのだから、同じ Emax のまま圧 – 容積曲線は右方向へ拡大、左室拡張容積は大きくなり一回心拍出量は増大する（下図右）」

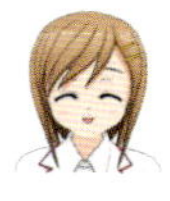

「それで心不全の患者さんの左室容積は大きいのね。まあ、心拍出量も元に戻ってめでたし、めでたし」

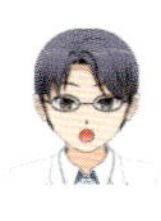

「**とんでもない！！** あとの拡張末期圧 – 容積関係のところで説明するけれど、拡張末期容積の拡大によって肺うっ血が生じやすくなる **！**」

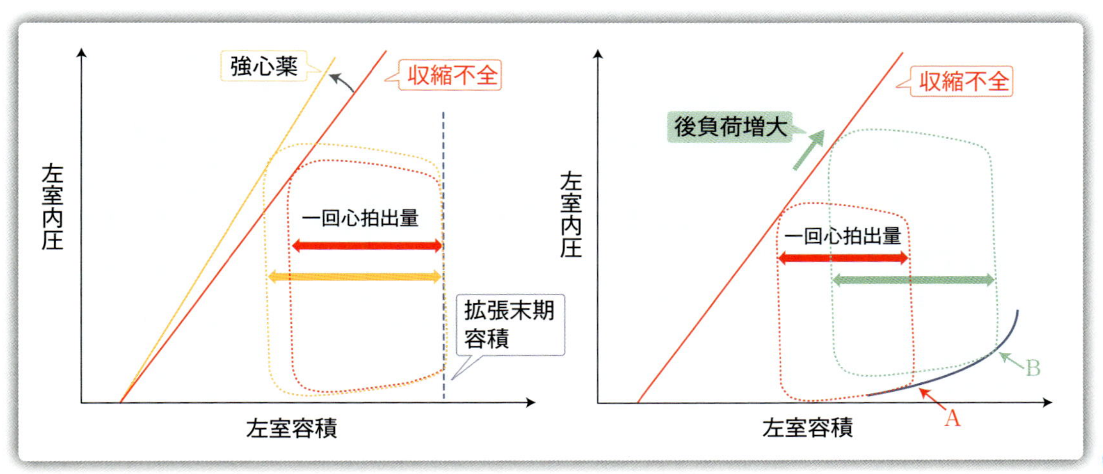

30 拡張型心筋症と心アミロイド

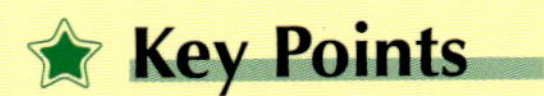

Key Points

- 不全心で圧－容積曲線が拡大すると、左室拡張末期圧が上昇する。
- 圧－容積曲線の拡大は、1 心周期における心臓の酸素消費を増やす。
- 心アミロイドなどでは左室が拡大できないことが、低心拍出量症候群の原因になる。

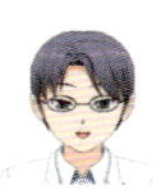

「さっきの不全心で後負荷が増大した場合の続きの話だけど、前回の最後の図で、圧－容積曲線が拡大すると、左室拡張末期容積が拡大して曲線の右下部が図の（A）から（B）の点に移動している。よく見ると（A）から（B）へ移動することで横軸方向＝容積の増大のみでなく、縦軸方向＝左室内圧も上昇している。この右下は左室拡張末期だから、（A）から（B）に移動することは左室拡張末期圧が上昇するということだ」

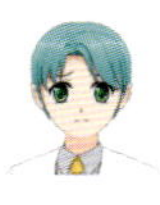

「そうか。左室拡張末期圧≒肺動脈楔入圧が上昇するから、肺うっ血が起きるんだ」

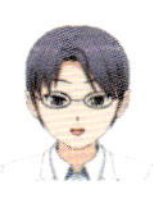

「圧－容積曲線が拡大した時に、どのように左室拡張末期圧が上昇するかについては、次章で詳しく説明するよ。実は後負荷増大による圧－容積曲線の拡大による弊害は肺うっ血だけではないんだ。

前に『圧－容積曲線の囲む面積は心臓のする仕事量を表す』ということを説明したよね。左室の拡大はすなわち圧－容積曲線の拡大だから、心臓が 1 心周期にするべき仕事量は増えてしまう。外に向けてする仕事はエネルギーを消費するので、より多くのエネルギーが消費され、より多くの酸素が必要とされる。心不全患者さんでは、同じ一回心拍出量を得るためには心拡大によってより大きな酸素消費量を必要とすることになり、これが運動耐容能の低下にもつながっている。左室容積が大きいほど心不全患者さんの予後は悪いが、これには酸素消費量の問題も関係していると思われる。だから左室の拡大は望ましいことではない。

かと言って、心収縮性が低下しているのに左室が拡大できないような状態も困る。その代表的な例が、心アミロイドや拘束型心筋症だ。収縮性が低下しても拡張容積が拡大しないから低心拍出量症候群（low output syndrome, LOS）に陥りやすいし、拡張性も低下しているから肺うっ血もきたしやすい。このような病態の患者さんは治療に難渋するし予後もあまり良くないのが現状だ」

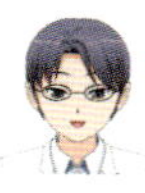

「心アミロイドは収縮性が低下していても、拡張末期容積が拡大できないのが特徴だ。圧－容積曲線で見ると、左室拡大を伴う拡張型心筋症などよりも圧が低いことがわかる。一回心拍出量も拡張型心筋症などの場合よりも小さい」

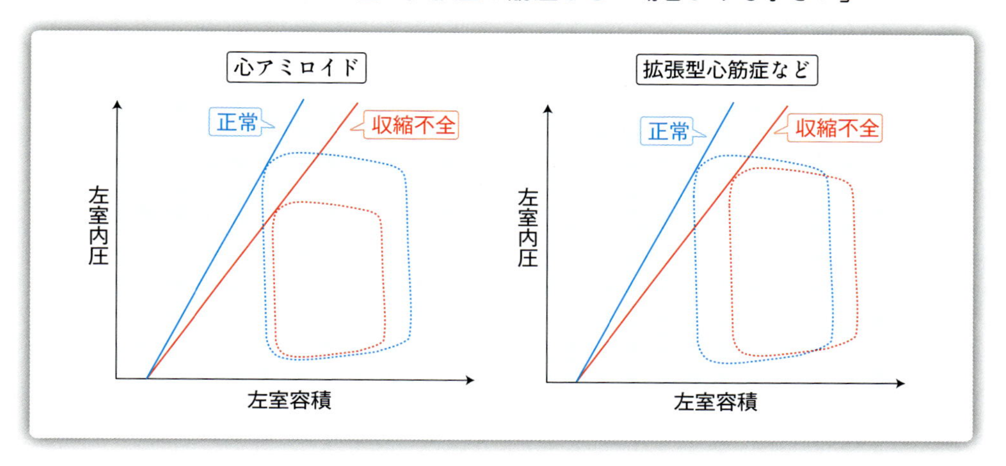

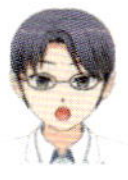

「しかも補液により圧はあまり上昇せずに、左室拡張末期圧が容易に上がってしまう。肺うっ血に対して利尿を行うと容易に血圧が下がってしまう。心アミロイドでは適切な利尿は難しい問題だ」

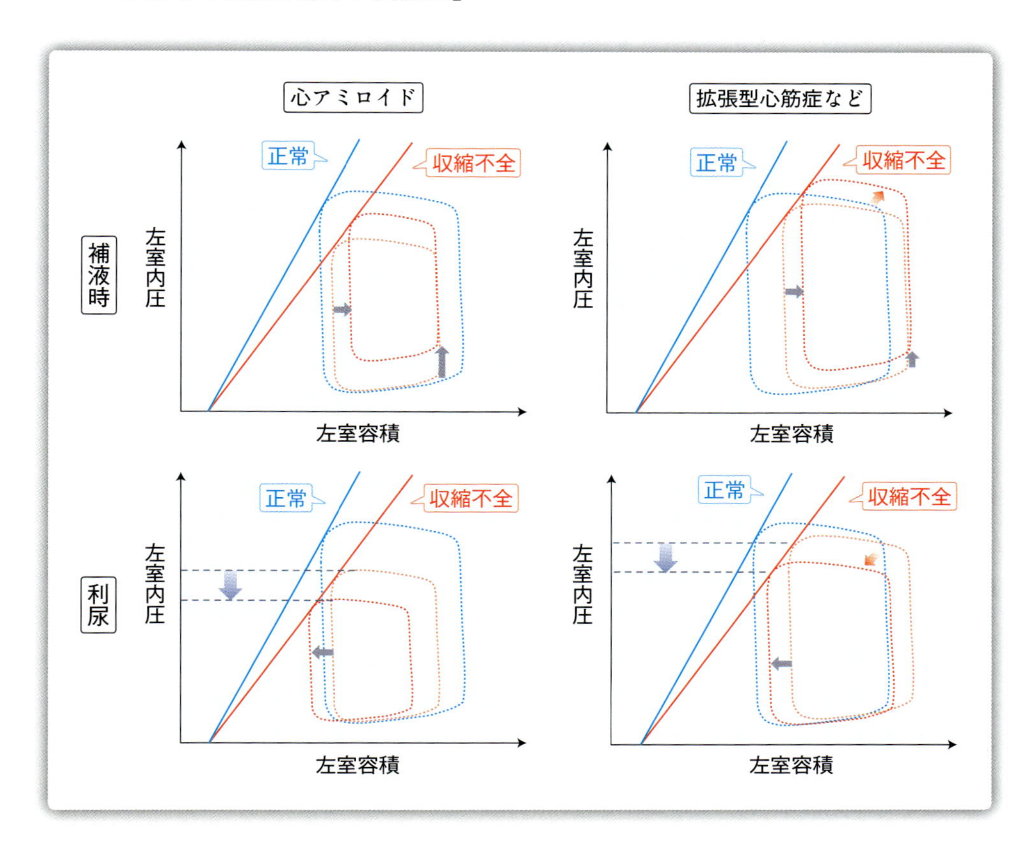

chapter 5　Emaxを理解しよう

31 なぜ左室駆出率ではいけないのか

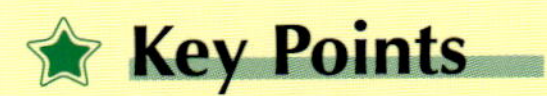

■ 左室収縮能の評価としては、左室駆出率は不完全な指標。
■ 拡張末期容積が拡大すると、左室駆出率では収縮性低下を過少評価しうる。
■ 慢性期の収縮性の指標としては、左室収縮末期容積のほうがよい。

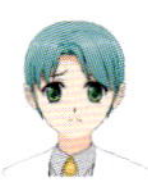

「先ほどの心拡大の話は心エコーでもよく出会うことです。慢性心不全の症例では左室が拡大しているほど心不全が悪いと考えるけど、それと同じことですね」

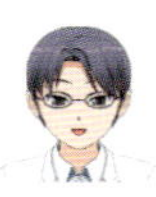

「今までは左室拡大を後負荷によるとしたけれど、水分貯留による前負荷の増大でも同様に左室が拡大する。前負荷増大による影響については、拡張性との関係であとで説明しよう。また、慢性期の左室拡大は組織性状の変化によるもので、拡張性（後述の拡張末期圧－容積関係）の変化を伴うので、急性変化と必ずしも一致しないところもある。ただ、左室容積の変化と心拍出量の関係は慢性心不全でも成り立つから、血行動態についての今までの話はそのまま当てはまる」

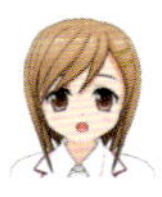

「Emaxが大切と言っても、臨床で簡単に計測できないというのは最大の欠点ですよね。やっぱり心エコーでの左室の大きさや左室駆出率（ejection fraction, EF）のほうが有用ですよね」

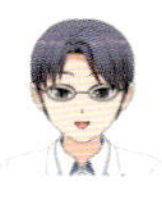

「実用性という面ではそうだけど、左室駆出率は収縮性の指標としては限界があることには気をつけておかなければいけない。あとで話すけど、実際の心拍出量は心臓のみで決まるわけではなく、血管系との関連で決まってくる。そういう意味で左室駆出率は、収縮性のみではなく心室と動脈系の連関の指標だと言える。

左室駆出率は次の式で求めることができるんだったね。

$$\frac{\text{左室拡張末期容積} - \text{左室収縮末期容積}}{\text{左室拡張末期容積}} \times 100\ (\%)$$

つまり、一回心拍出量の左室拡張末期容積に対する割合をパーセント表示したものだ。先ほどの説明のように、Emaxが低下し左室収縮末期容積が大きくなった時に、左室拡張末期容積が大きくならなければ左室駆出率で収縮能の評価ができる。でも、収縮能低下に伴って収縮末期容積とともに拡張末期容積も拡大すると、左室駆出率はあまり変化しないこともある」

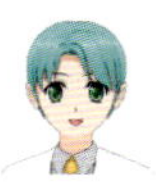

「そうか。前負荷や後負荷で圧－容積曲線が拡大・縮小するから、左室駆出率は前負荷・後負荷に影響を受ける指標と言われるんだ」

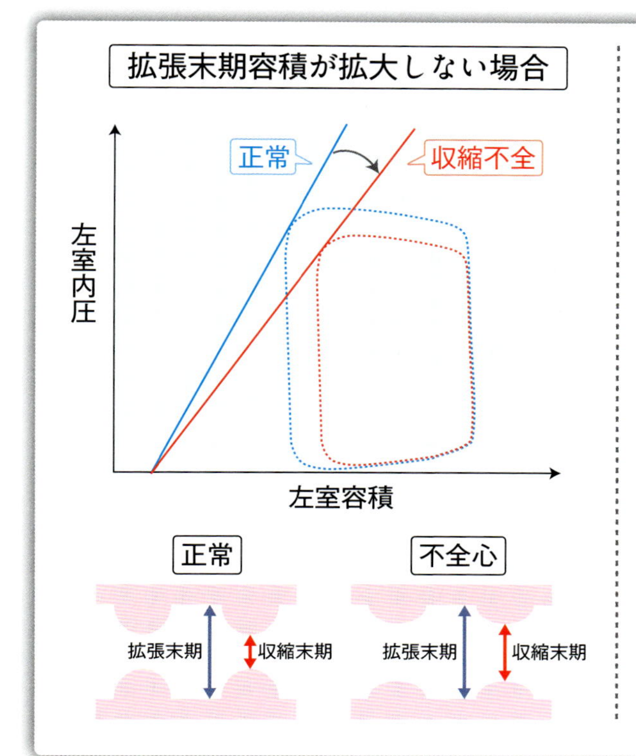

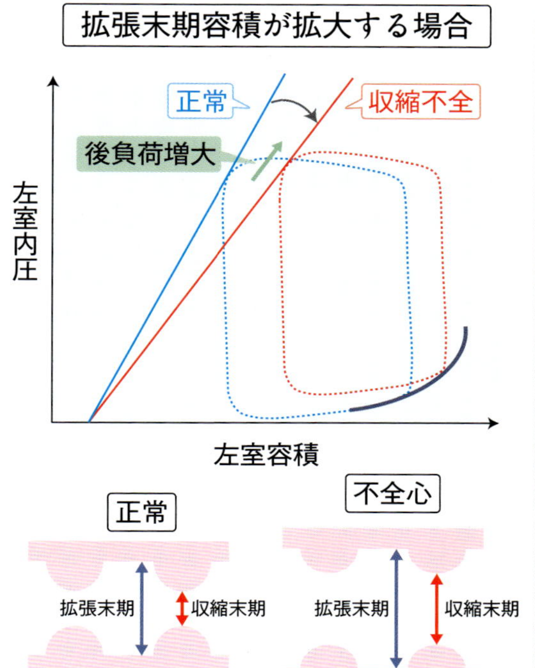

同じように収縮末期容積が
拡大しても、拡張末期容積が拡大すると、
左室駆出率の低下は小さく
評価されてしまうんだ。

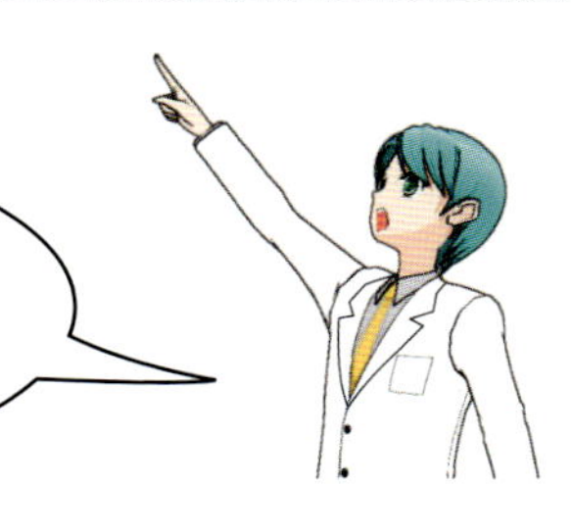

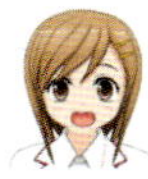

「えー、左室駆出率って使えない指標なの？」

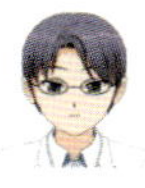

「いや、そんなことはないよ。例えば急性変化では、Emax の低下による収縮末期容積の拡大は、前負荷・後負荷による拡張末期容積の拡大よりも明らかに早く出現しかつ変化が大きいから、短期間での変化の指標としては左室駆出率は有用だよ。

慢性的な変化の場合は、心力学的な要素以外の生物学的反応による拡張末期容積拡大が関係してくるから、評価が難しい。慢性的な収縮能の評価としては、左室駆出率よりも Emax を反映する収縮末期容積の変化を指標としたほうがよい。慢性心不全に対する心室再同期療法（CRT）の効果を、収縮末期容積がどれだけ縮小したかで判定しているのは、そのためでもあるんだよ」

chapter 5　Emaxを理解しよう

等容収縮期の指標としての dP/dt

Key Points

- カテーテルで測定する dP/dt は、等容収縮期の収縮性の指標。
- dP/dt は、等容収縮期の左室壁応力の時間的変化に比例する。
- 心エコーでの dP/dt は、限界はあるが使える指標。

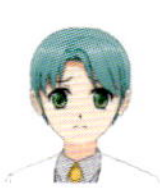

「心エコーでは、僧帽弁閉鎖不全のある症例では逆流ジェットの速度の変化から dP/dt を収縮性の指標として計算することもよくありますが、どうですか？」

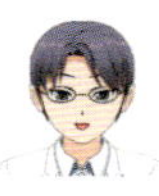

「dP/dt は Emax とは直接関係なく、等容収縮期の収縮性の指標だけれど、質問が出たのでここで説明しておこう。本来は dP/dt はチップ・カテーテルで等容収縮期の左室内圧を計測して求めるべきもので、収縮性の指標として有用だ。

心エコーでは、収縮早期の僧帽弁閉鎖不全の逆流で測定するけれど、これは原理的にもやや不正確にならざるを得ない。その理由を説明しよう。この講義では珍しく少しだけ式が出るけど、曽野さん、ちょっとだけ我慢してついてきてね。どうしても難しかったらここは飛ばしてもかまわないよ。

dP/dt は等容収縮期に生じるのだから、左室壁の壁応力（これを σ で示す）の変化に関係することはわかるかな。物理学にはラプラスの法則というのがあって、左室の壁応力 σ は、左室内圧 P と、左室の形態で決まる因子（geometric factor, gf）との積で決まる（$\sigma = P \times gf$）。なお、gf は主に左室の局所の半径と左室壁厚の比（[左室半径]／[壁厚]）で決まるとされるが、正確には完全な球ではない心室では半径ではなく局所の曲率で決まる。

で、$\sigma = P \times gf$ の両辺を時間 t で微分してやると（曽野さん、嫌な顔しないで！）、$d\sigma/dt = gf \times dP/dt + P \times dgf/dt$ となる。等容収縮期の間は左室の半径や壁厚は変化しないから、gf は変化しない（＝定数）。つまり、その時間変化 dgf/dt は 0 となる。

さっきの式は $d\sigma/dt = gf \times dP/dt$ となり、$d\sigma/dt$ と dP/dt は比例する。局所心筋の力の変化（$d\sigma/dt$）とは収縮性そのものだから、dP/dt は収縮性の指標になる。

若狭先生、ここまではいいかな？」

心エコーでは
僧帽弁閉鎖不全での逆流
ジェットで、流速が 1 m/s と
3 m/s の間の時間（T）を求めて
dP/dt = 32,000/T（mmHg/s）として
求める。正常は >1,200 mmHg/s で
<1,000 mmHg/s が異常。
その間は境界領域。

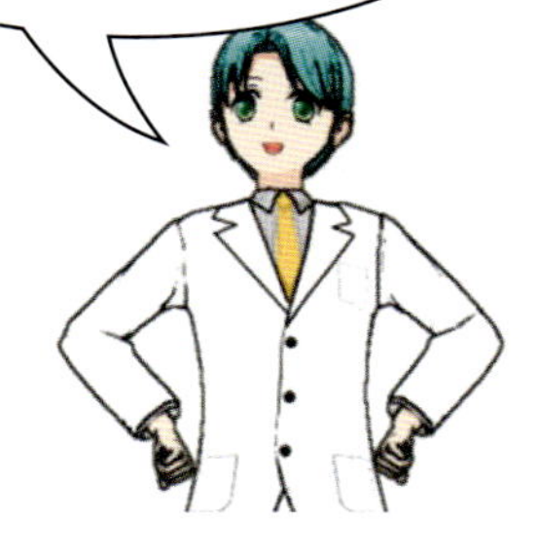

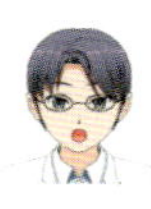

「以上の話は、等容収縮期には左室の形態が変化せず、gf を定数として扱えることが前提となっている。心エコーで計測する場合は、僧帽弁閉鎖不全による逆流が必要だから、gf が変化しないか、あるいは無視できる範囲なのかが問題になる。文献的には、カテーテルでの dP/dt と心エコーで計測した dP/dt は良好な相関関係があると言われているので、使える指標だと思う。

ただ計測上の誤差に加え、理論的にも誤差を含んだ方法であることを考えると、ガイドラインなどで示されているように『>1,200 mmHg/s を正常、<1,000 mmHg/s を低下、その間の 1,000 ～ 1,200 mmHg/s は境界域』といった目安で使うのがよいと思う。左室の収縮性の指標としては EF よりも良い点も多く、もっと広く計測されてもよい指標だと思うね。

ちょっと難しかったけど、曽野さんはわかったかな……。あれ、居ないよ」

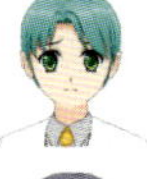

「さっき『トイレ休憩だあ』って出ていきましたけど……」

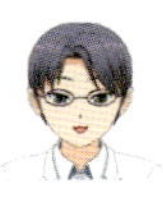

「がくっ……。まあ、ここは私の好みということで詳しく話しただけで飛ばしてもよい。でも、時間のある時にゆっくり見直してくれたら難しくないからね」

パタン

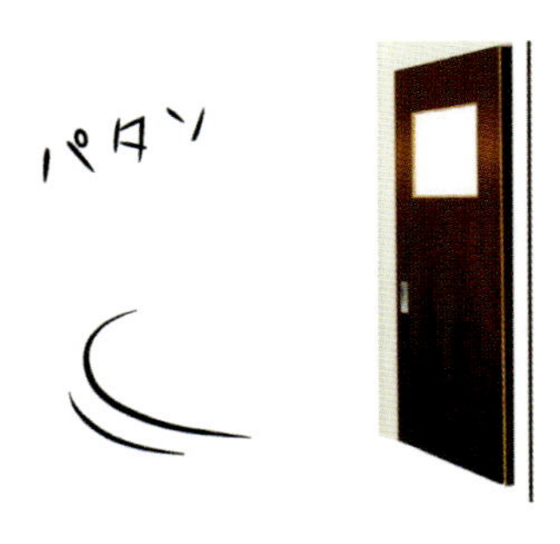

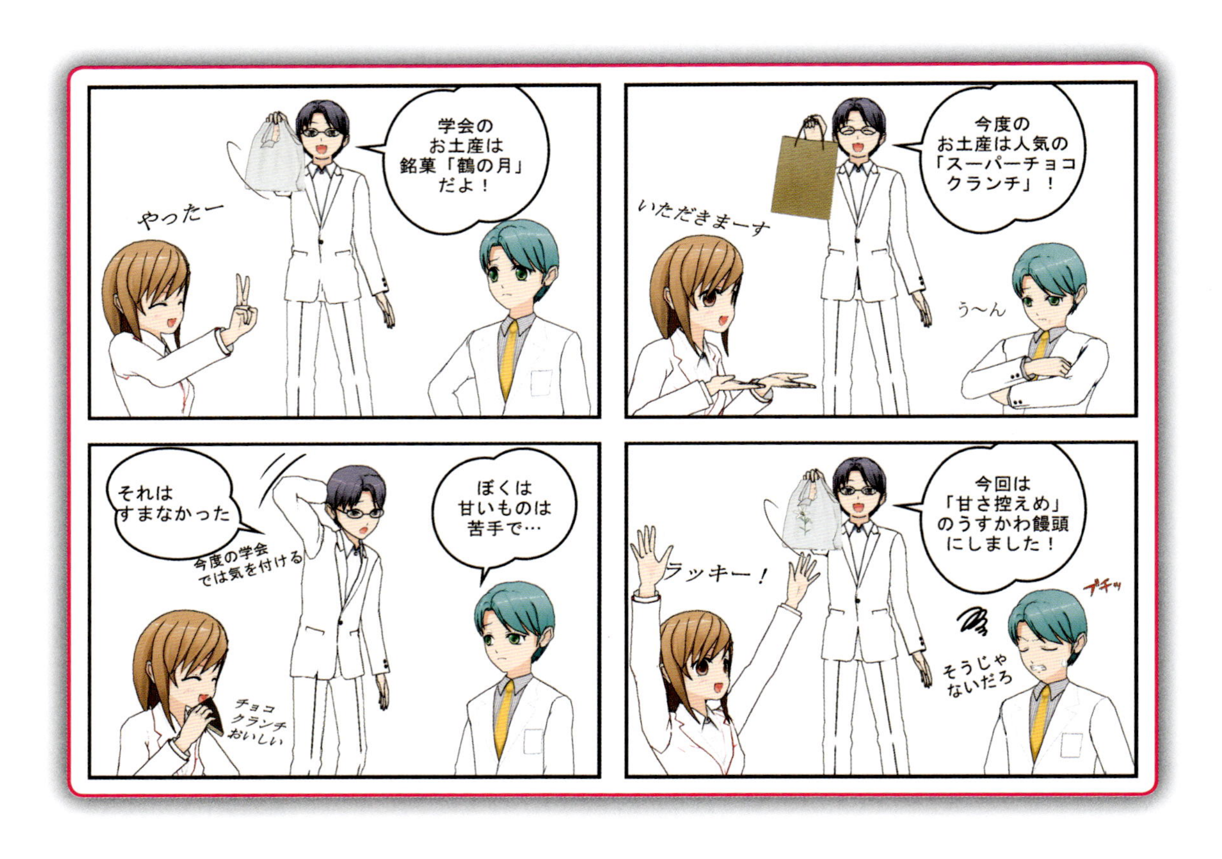
学会の
お土産は
銘菓「鶴の月」
だよ！
やったー
今度の
お土産は人気の
「スーパーチョコ
クランチ」！
いただきまーす
う〜ん
ぼくは
甘いものは
苦手で…
それは
すまなかった
今度の学会
では気を付ける
チョコ
クランチ
おいしい
今回は
「甘さ控えめ」
のうすかわ饅頭
にしました！
ラッキー！
ブチッ
そうじゃ
ないだろ

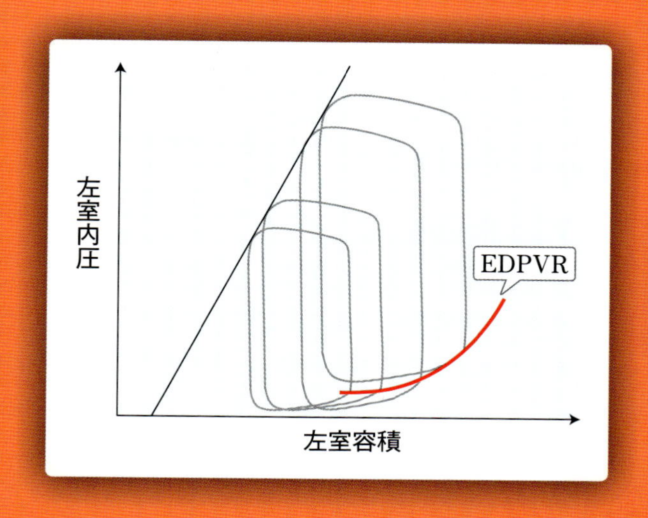

chapter 6

拡張能を理解しよう

心不全の病態を考える時には，心臓の収縮能のみならず、拡張能の変化を考える必要がある。でも収縮能に比べ拡張能はわかりにくい概念だ。

心エコーの拡張能指標は、ある時点における心臓の拡張能の一部分を見ているに過ぎない。圧－容積曲線の変化を理解することによって、拡張能の真の姿が見えてくる。

本章では圧－容積曲線での拡張能の評価を通して、心不全において拡張不全が与える影響について考える。

33 等容弛緩期と血液流入期

Key Points

- 拡張期は、等容弛緩期と血液流入期からなる。
- 等容弛緩期に心臓は能動的に弛緩（relaxation）する。
- 心エコーの拡張能評価は、血液流入期の変化を見ている。

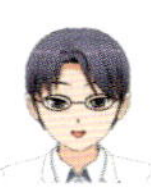

「さて、曽野さんも休憩から戻ったようだし、左室の収縮能についてはひとまずここまでとして、ここからは拡張能の話をしよう」

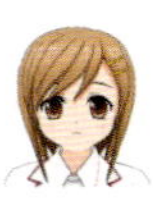

「ああ、E/A の話ですね」

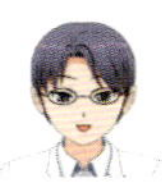

「まあまあ、いきなりそんなにジャンプしないで順番に話を進めよう。まずは、圧－容積曲線の説明で最初に話したことの復習から。血液が駆出されて左室内圧が大動脈圧よりも低くなると大動脈弁が閉まり、収縮期が終了。ここから拡張期が始まる。最初は大動脈弁、僧帽弁とも閉じたまま心筋が弛緩して、容積は同じで左室内圧が低下する等容弛緩期。左室内の圧が左房圧より低くなると、僧帽弁が開いて左室血流が流入する流入期。血液が充填されると左室内圧が上がり、左房圧と等しくなると僧帽弁が閉じ拡張期が終了。

このように拡張期は等容弛緩期と血液流入期の２つの部分からできている。だから拡張能を考える時も、この２つを区別して考えることが大切だよ」

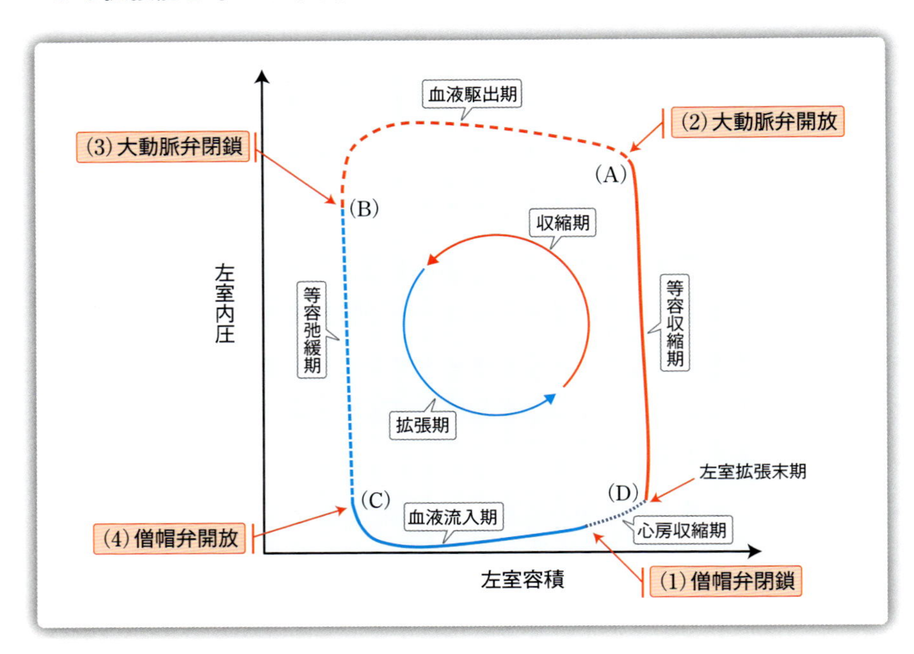

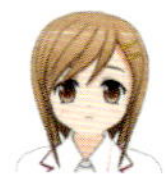

「心エコーで検査している時は、等容弛緩期とか血液流入期とか、あまり気にしていないのだけど……」

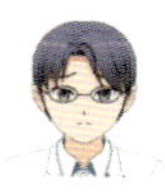

「それは、心エコーでは圧は血流から推定するしかないので、血液流入期の変化で拡張能を評価しようとするからだ。それと日本語の問題もあるかもしれないね」

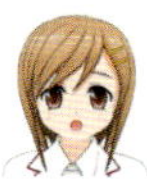

「日本語の問題？」

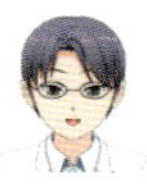

「等容弛緩期では心筋そのものが、自分から進んで能動的に拡張しようとする。これは英語だと relaxation だけど、日本語では『弛緩』という。この弛緩の働きと流入期の変化を合わせたのが『拡張能』だけど、英語だと diastolic function。relaxation と diastolic function だと全然違うけど、日本語の弛緩と拡張は何となく似ていてイメージの差がつかみにくいよね」

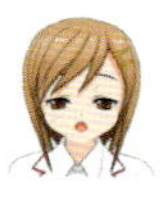

「エコー室での会話でも、拡張能がどうのこうのっというのは聞くけど、弛緩っていうのはあまり聞かない。あっ、でも先輩技師さんにはよく『お前は緩んでいる』って言われてる。これが弛緩てことだな、うんうん」

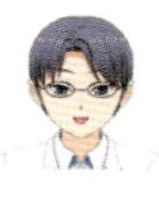

「今の発言は重要なポイントを含んでいる。日常語の『弛緩』だと、受動的にだらっとするような感じだけど、心筋の『弛緩』は、自力で元気よく弛緩していく過程。日常語とはズレがある」

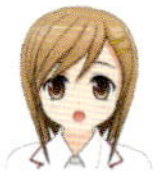

「元気に弛緩しろと言われると、何だか違和感が」

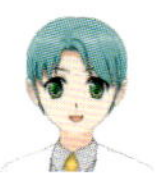

「その点、英語の relaxation はリラックスということだから、受動的なイメージは少ないですね。例えば、休みに色んなアクティビティを楽しむのは積極的なリラックスでしょ」

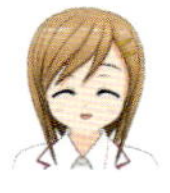

「ああ、そう考えたらイメージがつかみやすいかも。私なんか休みの日は積極的に relaxation して、仕事の日は弛緩状態だから」

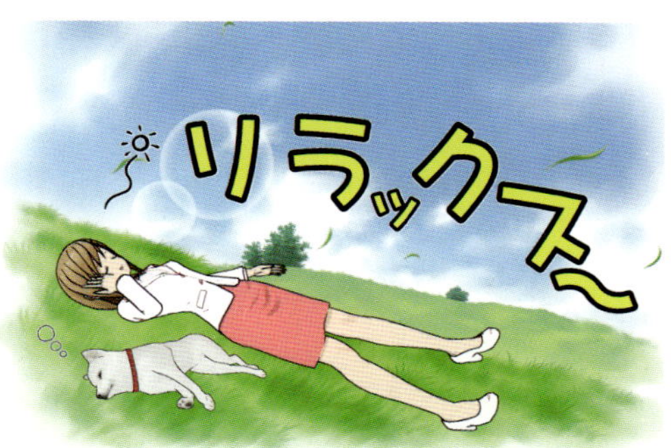

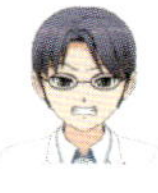

「**あああ、違うって**。弛緩も能動的な過程なんだって**！**」

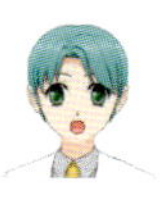

「能動的と言うことはどういうことですか」

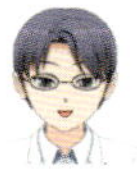

「正確に言うと、エネルギーを必要とする過程だということ。話は回り道になるけど、弛緩能を説明するためにまずは心筋細胞の弛緩の話にまで降りていこう」

chapter 6 拡張能を理解しよう

34 心筋弛緩の分子的機序

Key Points

- 左室の弛緩は、細胞質内のカルシウム再吸収によって生じる。
- 心筋小胞体へのカルシウム再吸収は、ATP によるエネルギーが必要。
- 巨大タンパク、タイチンが左室の静的な硬さに影響を与える。

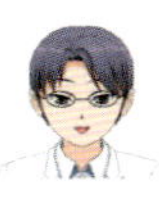

「収縮性を説明する時に、心筋細胞の構造の話をしたのは覚えているよね」

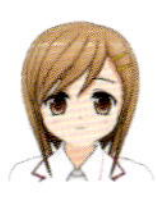

「もやしのお辞儀の話でしょ。アクチンとミオシン、さすがの私も覚えていますよ」

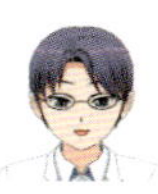

「心筋細胞にカルシウムが流入すると、トロポミオシン分子がはずれて、アクチンとミオシンが結合。ミオシン分子の構造変化で、アクチンとミオシンのスライディングが起こり、心筋は収縮するんだったね。このような機序で、心筋の収縮は細胞内へのカルシウム流入でコントロールされている」

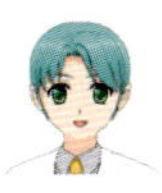

「YouTube とか見ると 3D アニメーションで収縮の分子メカニズムを説明した動画がアップロードされていて、面白いですよ」

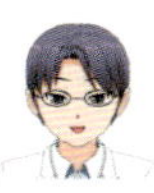

「細胞内のカルシウムが減少すると、収縮とは逆の過程で心筋は弛緩する。細胞質内のカルシウムは心筋小胞体へ再吸収されたり、細胞外へ排出されて減少する。心筋小胞体への再吸収は ATP のエネルギーを必要とする Ca^{2+}-ATPase（SERCA）を介するので、弛緩はエネルギーを必要とする『能動的』な過程ということになる」

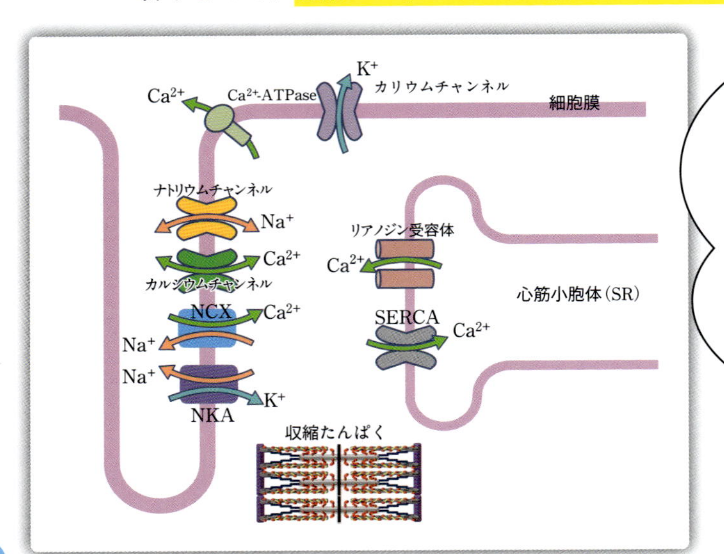

細胞質内から
Ca^{2+} が心筋小胞体内へ
再吸収／細胞外へ排出する
ことで弛緩する。
心筋小胞体（SR）の機構：
SR Ca^{2+}-ATPase（SERCA）
細胞膜の機構：
Na^+-Ca^{2+} exchanger（NCX）

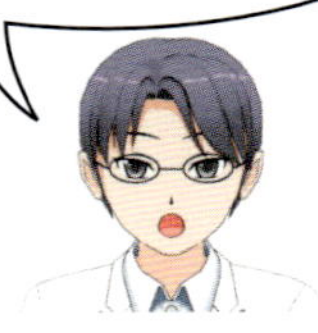

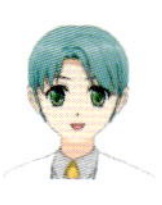

「細胞外へのカルシウム排出はどうですか？」

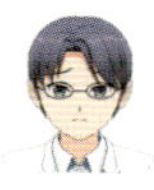

「一部は細胞膜の Ca^{2+}–ATPase によるけれど、主にナトリウム・カルシウム交換輸送体（Na^{+}–Ca^{2+} exchanger, NCX）によりエネルギーを使わず受動的に排出される。カルシウム制御としては、心筋小胞体への再吸収が中心になるので、弛緩は能動的過程と言ってよい。

Emax を説明する時に『拡張期にはクロスブリッジが減っていきエラスタンスは低下していく』と言ったけれど、これは弛緩期での変化だね。僧帽弁が開いたあとの流入期では、左室は主に血液流入によって受動的に拡張する。この段階の拡張性にも弛緩能は関係するが、血液流入と左室自体の硬さも大きく関係する。特に、慢性心不全を考える時には左室自体の硬さが問題になる。左室の硬さは前に説明したようにエラスタンスで表現されるけれど、この場合のエラスタンスはクロスブリッジの数よりも心筋の組織としての硬さと考えたほうがよい。

以上をまとめると、左室の拡張は『能動的な左室の弛緩』と『エラスタンスが関係する受動的拡張』の２つが順番に起こることで完成する。左室拡張能を評価する場合、『左室弛緩能』と『受動的なエラスタンス』の２つを分けて考える必要があることを覚えておこう。

ところで、心筋の収縮タンパクの話をした時に、太いフィラメントと Z 帯をつなぐ巨大タンパク、タイチンを覚えているかな。心筋の静的な弾性の 90% はこのタイチンが決めている」

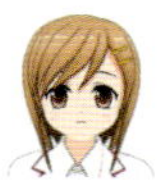

「じゃあ、このタイチンの異常で拡張障害なんか説明できるのかしら」

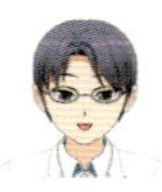

「先にも説明したように、タイチンはヒトの体を構成するタンパクの中でも最も大きいため解析が困難で、よくわかっていないことも多い。拡張障害との関係で言うと、高血圧心や拡張不全心ではタイチンのアイソフォームの比率が変化していることが報告されている。また最近では、拡張型心筋症の中にタイチンの変異が関与しているものもあるらしいと注目されている」

タイチン（Titin）は
巨人＝タイタンから

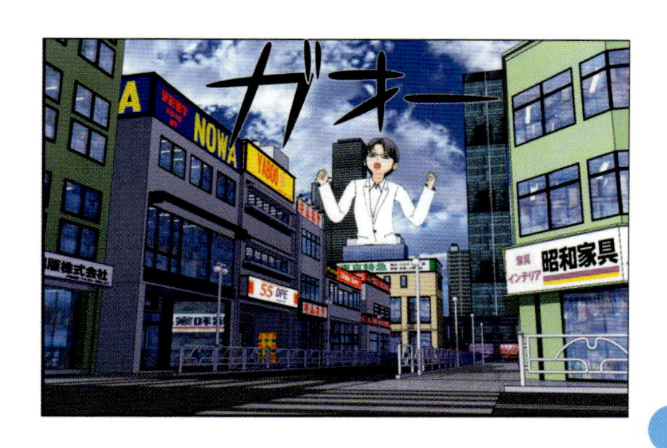

35 弛緩能の指標τ（タウ）

Key Points

- 弛緩能は等容弛緩期の圧の低下の速さで評価する。
- 等容弛緩期の圧低下の指標がτ（タウ）。
- τ≒等容弛緩期に左室内圧が約 1/3 低下するまでの時間。

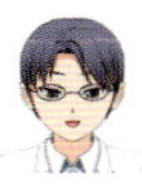

「拡張能のうち、弛緩能をどう評価するかを考えよう。先ほど話したように弛緩とはアクチン－ミオシンのクロスブリッジがはずれていく過程だ。このように動的な過程を評価するには、時間の要素が入らない圧－容積曲線は不向きだ」

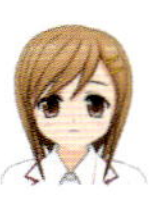

「確かに圧－容積曲線での等容弛緩期はただのズドーンとした垂直落下ですね」

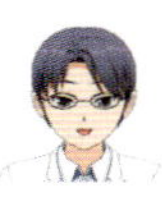

「等容弛緩期を理解するには、むしろ心周期における左室圧の変化の図に戻ったほうがわかりやすい。等容弛緩期は大動脈弁が閉じてから僧帽弁が開くまでだから、圧変化の図では（3）から（4）の部分になる。

弛緩能とはこの左室内圧の低下の速さと考えるのが一般的だ。弛緩能が良ければ、左室は素早く弛緩して、圧も素早く下がる。それに対して弛緩が悪いと、左室圧を左房圧より低くするのに時間がかかり、圧の低下はゆっくりとなる」

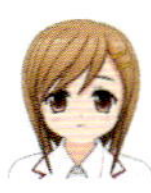

「よっこいしょ、って感じで弛緩するのね」

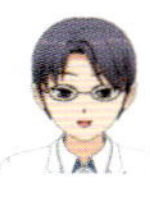

「この左室内圧の低下の速さの指標がτ（タウ）だ。心カテをしている若狭先生は、聞いたことがあるだろう」

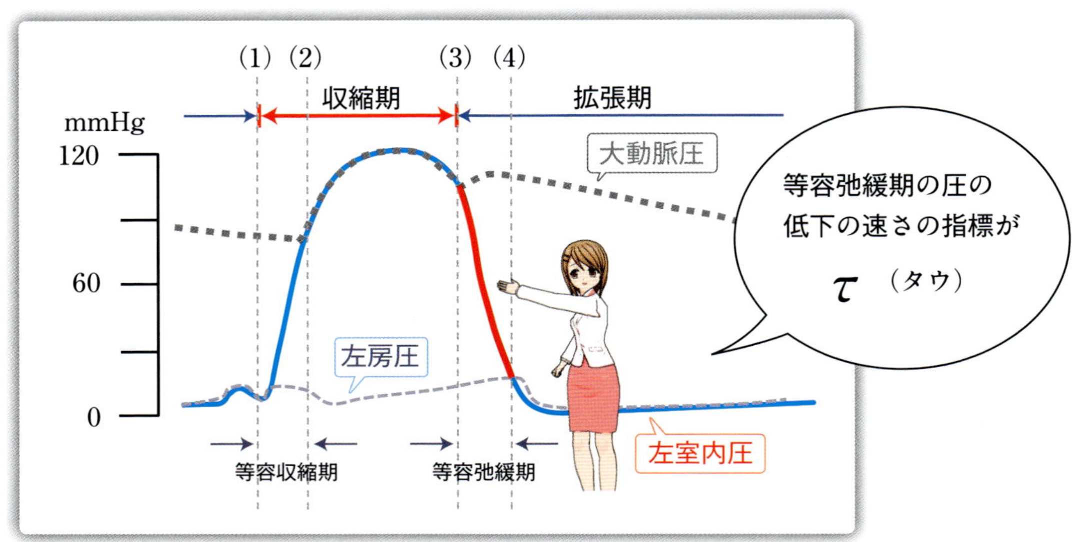

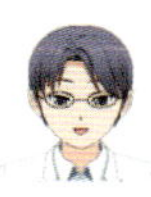

「τは左室カテーテルを使って、左室内の圧変化を測定することで求めることができる（臨床の現場ではほとんど測定されないけどね）。等容弛緩期に圧は指数関数的に減少するのだけど、その時定数がτなんだ。式で書くと……（注）」

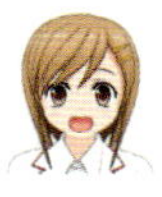

「**ストップ！** そんな風に話をされるとついていけないのですけど！！」

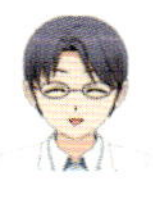

「ごめん、ごめん。心力学をちゃんと勉強する上でτは大切だけど、曽野さんの勉強にはかえってジャマになりそうだね。ここは割り切っていこう。一つは『τは左室内圧の低下率に逆相関する』、だからτが小さいほど圧の低下が速い、すなわち弛緩が良いという風に覚えよう。τが大きいのは弛緩障害の可能性がある。

あるいは『**τとは、左室内圧が最初の約1/3に低下するまでの時間**』と覚えてもよい。約1/3とは1/e ≒ 36%ということだけどね」

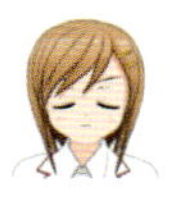

「まあ、その辺なら私も許してやろう」

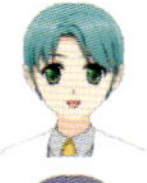

「おやおや……」

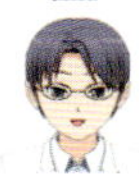

「現実に測定できる指標として、τは弛緩能のゴールド・スタンダードと言われている。前負荷などに依存しないというのも優れた点だ」

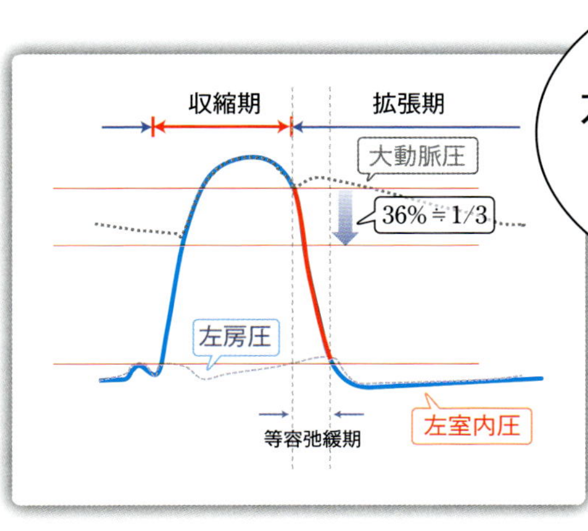

τ（タウ）とは左室内圧が1/3に低下するまでの時間！！

そもそも左室内圧の時定数してのτは数関数として……

（注）左室内圧の時定数としてのτ

等容弛緩期における圧減衰は指数関数で示される。

ある時相tの左室内圧は

$$P(t)=P0\times e^{-t/\tau}$$（P0はt＝0の時の圧）

と示される（Weissの式）。

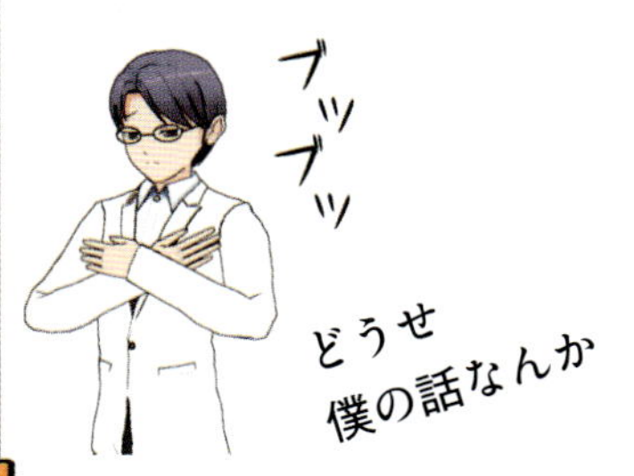

36 chapter 6 拡張能を理解しよう

心エコーでのIVRT（等容弛緩時間）

Key Points

- 心エコーにおける左室流入血流の IVRT は等容弛緩期の指標。
- 弛緩能低下パターンでは IVRT は延長する。
- 偽正常化〜拘束型になると左房圧上昇に伴い IVRT は短縮する。

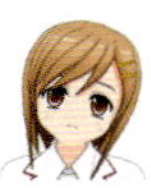

「でもτなんて、うちの病院で測定していないよ。簡単に測定できる等容弛緩期の指標はないのかなあ」

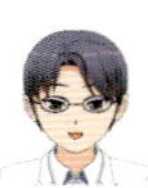

「曽野さん、何を言ってるんだ。君がいつも心エコーで測定している IVRT がそうじゃないか。君は IVRT が何の略語かわかっているんだろうね」

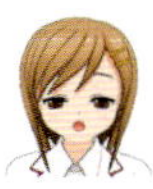

「えーっと、確か……」

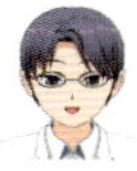

「isovolumetric relaxation time、まさに等容弛緩時間じゃないか」

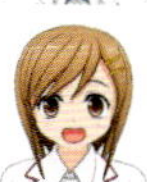

「ああ、その通りでした」

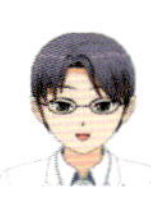

「弛緩による左室圧の低下が緩徐になるほど、左室圧が左房圧よりも低くなるまでの時間が遅くなる。すなわち、弛緩開始から僧帽弁が開き流入期が始まるまでの弛緩時間は長くなる。だから、弛緩能が低下するほど等容弛緩期の時間は長くなる。

弛緩期の開始は大動脈弁の閉鎖だから、このタイミングは心音図でわかる。左室への血液流入が開始される時が、弛緩期の終わり＝流入期の始まりだから、パルス波（PW）ドプラで E 波の開始（次頁の図 A）が、その時点になる。この 2 つの間隔が等容弛緩期の時間、IVRT になる。心エコーの時に心音図をつけるのは手間だから、PW が大動脈弁の閉鎖を拾った下向きのクリック（次頁の図 B）を、大動脈弁閉鎖の時相とすることも多い。

心エコーの IVRT はカテーテルで測定したτと相関することも証明されている。ただ、IVRT はτとは違って大きな欠点があるんだ。左室拡張能がどんどん低下すると、左房圧が高くなる。そうすると弛緩の過程の途中で僧帽弁が開いて流入期が始まってしまう。つまり、弛緩能が低下すると IVRT は延長していくが、さらに左房圧が上昇してくると IVRT はまた短縮してしまう。言い換えれば、IVRT は左房圧に依存する指標だということになる。左房圧は左室拡張能低下によって上昇するのだから、IVRT で左室拡張能を評価するには問題がある」

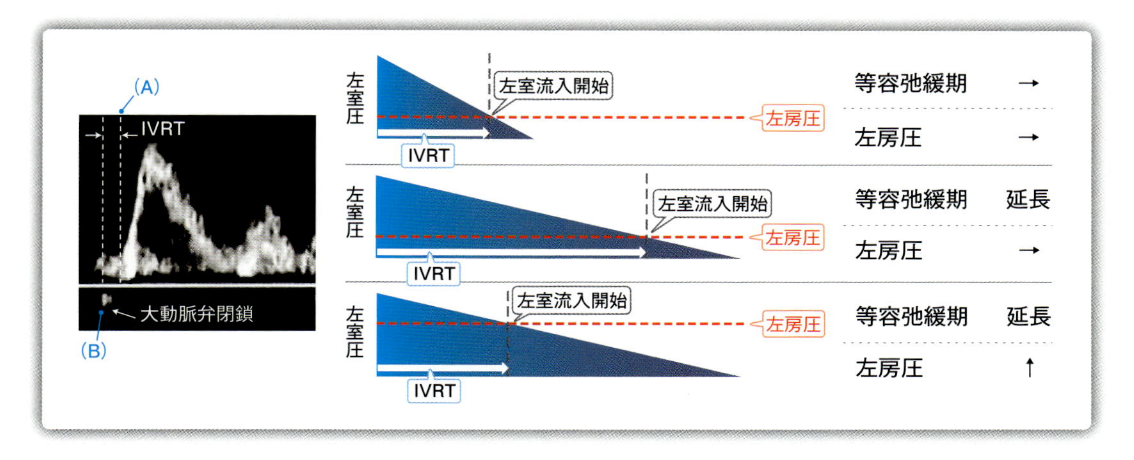

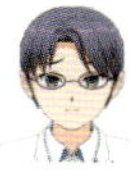

「下の図のように心エコーでは左室流入波形が弛緩能低下（impaired relaxation）パターンの間は、左房圧（＝左室拡張末期圧）の上昇はなく、IVRTは正常より短縮する。ところが、偽正常化から拘束型になり左房圧が上昇してきた時には、圧の上昇に伴ってIVRTは収縮、短縮していく。

一方τは左室拡張圧が低下していく速度を決める変数だから、どこで僧帽弁が開くかには関係しない。つまり左房圧に依存しないということになる」

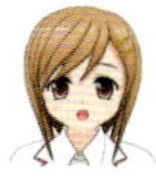

「じゃあ私はもうIVRTを測定するのはやめる！　無駄だから」

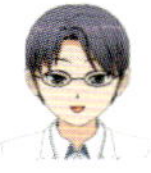

「おいおい、極端なことを言うなよ。限界があることを知っていればIVRTは心エコーで弛緩能を評価できる、大切な指標だよ」

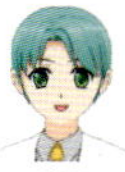

「組織ドプラのe'も弛緩能の指標だという話も時々聞きますけど」

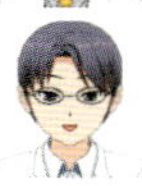

「確かに初期の論文では僧帽弁輪移動速度のe'がτと相関するとされていた。でも、その後の研究から見ると弱い相関関係しかないようで、e'を弛緩能の指標と言い切ってしまうのには無理がある。僧帽弁輪の移動が起きるのは等容弛緩期とは必ずしも言えないから、τときっちり合うのは原理的にもおかしいよ」

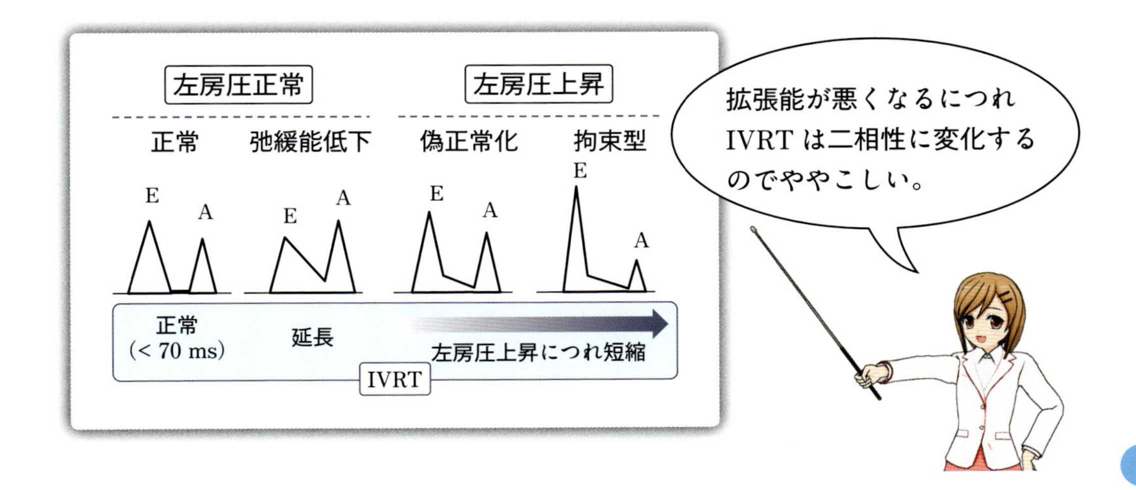

37 chapter 6 拡張能を理解しよう

なぜ肺うっ血が起きるのか

★ Key Points

- 血液流入期では、左室圧＝左房圧＝肺毛細血管圧。
- 肺の間質は、膠質浸透圧によってドライに保たれている。
- 肺毛細血管圧が上昇すると、静水圧の差で間質へ水分が移動する。

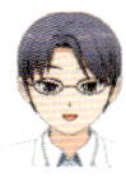

「さて、弛緩期については一通り話をしたので、血液流入期の話に移ろう」

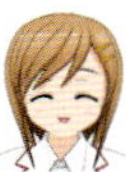

「あ、やっと E/A の話ですね」

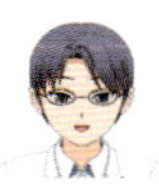

「いや、今回は心エコーの話ではなく、その基礎となる心力学の話だからね。今回は圧－容積曲線から拡張能を理解していこう。

血液流入期は、僧帽弁が開いて左房から左室へ血液が流入し、左室圧が上がって僧帽弁が閉まるまでだ。この流入期の終わりの時の圧が左室拡張末期圧だ。さて、左室拡張末期圧はどうして大切なのだろう？　曽野さん」

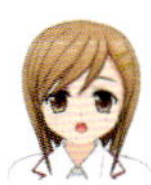

「もちろん左室拡張末期圧が高いと肺うっ血が起きるからです」

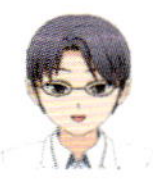

「じゃあ、どうして左室拡張末期圧が高いと肺うっ血になるのか説明できるかい？」

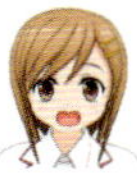

「えーっと、それは……」

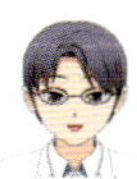

「血液流入期には僧帽弁は開き、左房と左室の圧は等しい。肺静脈と左房の間には弁がないので、左房圧がそのまま肺毛細血管の圧となる。つまり、拡張期には左室圧＝左房圧＝肺毛細血管圧となり、拡張末期圧上昇は肺毛細血管の圧上昇を意味する」

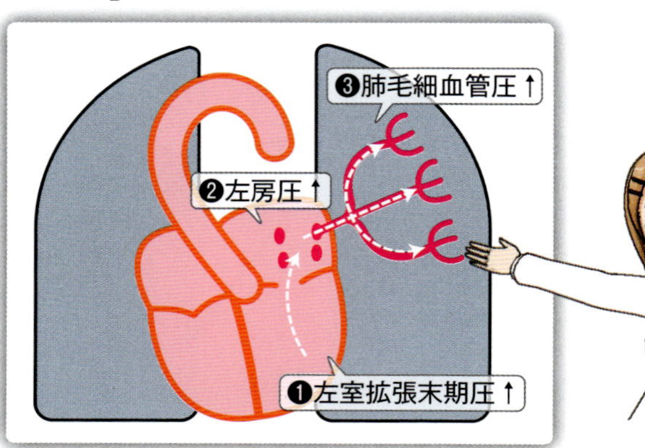

流入期は僧帽弁が開いているのがポイント。流入期では拡張末期の圧が一番高いのよ。

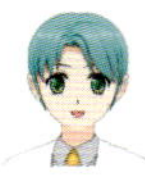

「スワン－ガンツ・カテーテルの肺動脈楔入圧は肺毛細血管の圧を測定している。だから左室拡張末期圧と考えてよいわけですね」

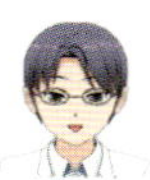

「その通り。ちなみに肺毛細血管と間質との間での液性成分の移動については、スターリングの原理というのがある（あのスターリング先生だ）。液性成分の移動は、①肺毛細血管内の圧（≒肺動脈楔入圧）と間質組織の圧（正常では陰圧）の差、②血漿と間質組織の膠質浸透圧の差によって決定される。曽野さんは中学校で習った浸透圧のことは忘れてないよね」

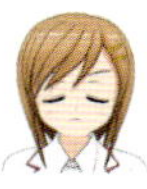

「（棒読みで）濃度の違う溶液が、溶媒（例えば水）は通すけれど溶質は通さない膜（半透膜）を介して接触していると、溶媒が濃度の低いほうから高いほうへ移動します。これを浸透現象と言うんですが、各溶液の『溶媒を引っ張る力』を浸透圧と言い、溶質の濃度が高いほど大きくなります」

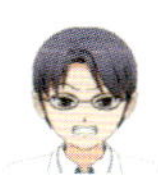

「よくできました……って、そんなことまでスマホで調べるんじゃない！

正常では肺毛細血管内の圧は 12 mmHg 以下、間質の静水圧は－7 mmHg 程度の陰圧と、肺毛細血管圧のほうが高い。一方、血漿の浸透圧 25 mmHg に対し、肺の膠質浸透圧はそれより低い 19 mmHg 程度。曽野さんの言ったように、水分は浸透圧の高いほうへ移動するので、間質から毛細血管へ水分が移動しようとする。この移動させようとする力が肺毛細血管からの圧に打ち勝って、間質組織に水分がたまらずドライに保たれて、肺胞と毛細血管の間の酸素交換は効率よく行われる。

肺毛細血管圧が 14～18 mmHg の範囲だと間質はドライに保たれるが、それ以上に大きくなると、**静水圧の差の力が浸透圧の差に打ち勝って、肺毛細血管から間質へ水分が移動するようになる**。肺毛細血管圧＝左室拡張末期圧（＝肺動脈楔入圧）が 18 mmHg を超えると肺の間質浮腫が生じ、25 mmHg を超えると肺胞浮腫が生じる。肺間質に水分が含まれると、肺胞と毛細血管の間の酸素交換の効率が低下し、息切れや呼吸困難などの心不全症状が生じる」

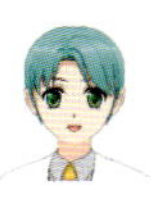

「だからスワン－ガンツ・カテーテルの計測でも肺動脈楔入圧＝ 18 mmHg という値が大切なんですね」

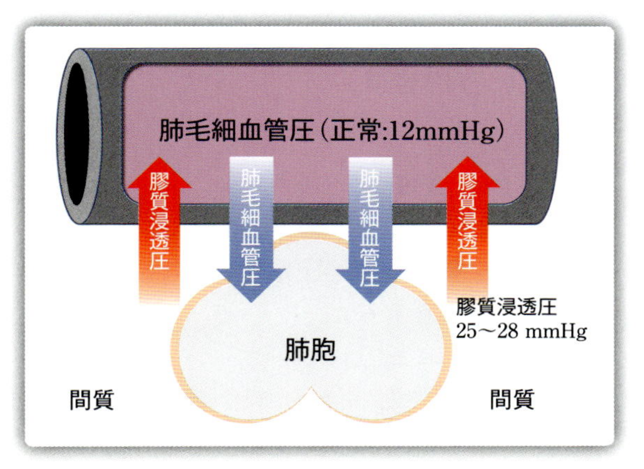

肺動脈楔入圧が
18 mmHg を超えると、
浸透圧に打ち勝つようになって
水分の間質への移動が
起こるんだ。

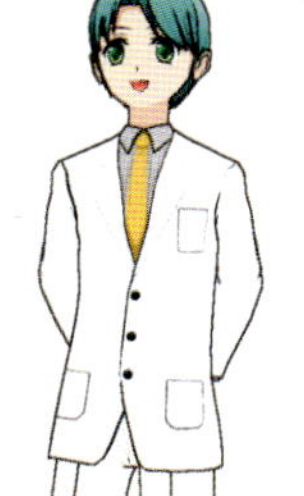

chapter 6 拡張能を理解しよう

拡張末期圧－容積関係（EDPVR）ってなんですか

Key Points

- 圧－容積曲線の拡張末期の点をつないだ関係が、拡張末期圧－容積関係（EDPVR）。
- 前負荷・後負荷が大きくなると、左室拡張末期圧は EDPVR にそって増大。
- EDPVR が急峻な心臓ほど、圧上昇や輸液で肺うっ血を起こしやすい。

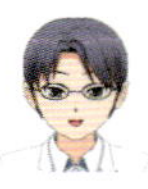

「では、圧－容積曲線での流入期を見ていこう。繰り返しになるが、僧帽弁が開いてから閉まるまでが流入期だから、圧－容積曲線の下辺の部分が流入期になる。心臓の収縮性を見る時に後負荷を変化させて、左上の点＝ Emax をつないでいくことで収縮末期圧－容積関係（ESPVR）を求めたのは覚えているかな？」

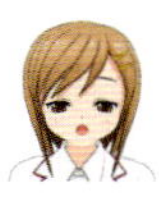

「ああ、そんなこともありましたっけ……」

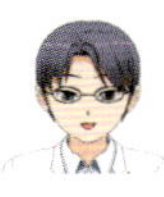

「こら、そんな遠くを見るような眼をするな！　拡張期についても同じように前負荷を変更して圧－容積曲線をいくつも書いて、その右下＝拡張末期の点をつないでいく。この線が**拡張末期圧－容積関係（end-diastolic pressure-volume relation, EDPVR）**だ」

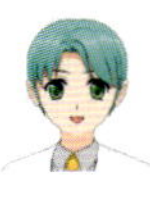

「収縮末期の圧－容積関係は直線になったのですが、この拡張末期の圧－容積関係は直線ではなく、緩やかな下に凸の曲線ですね」

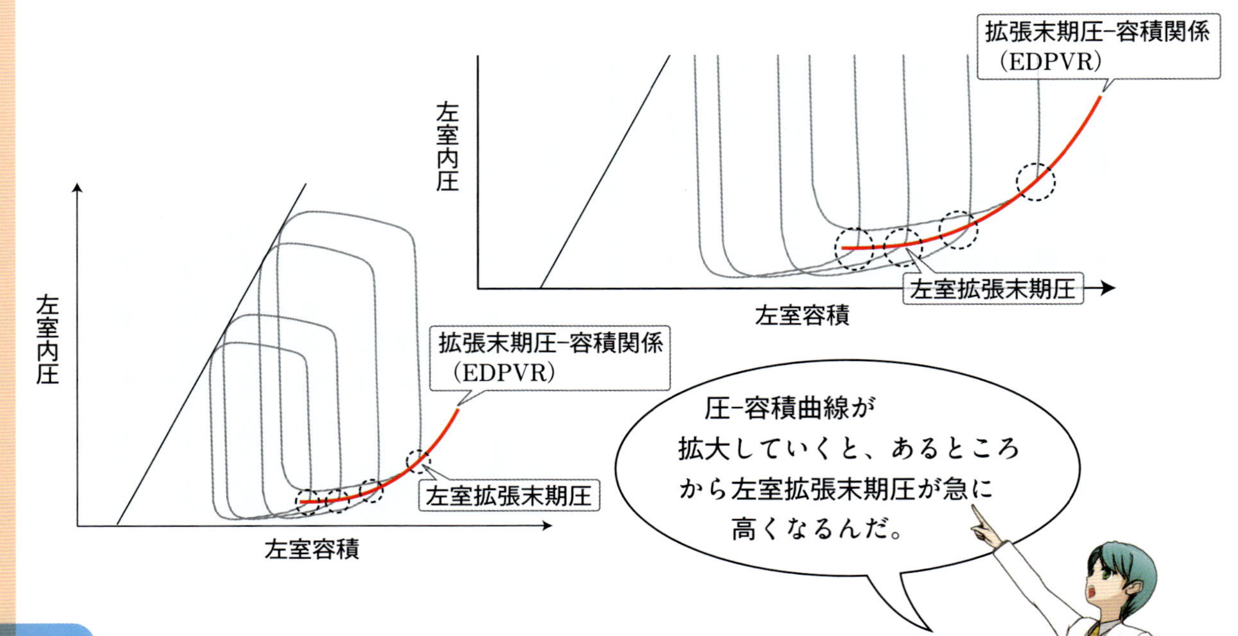

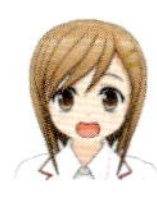

「で、この曲線の意味するところは？」

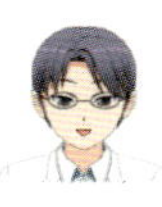

「ずばり、左室への負荷が変わった時に左室拡張末期圧がどう変わるかということを示す曲線だ。もしこの曲線が急峻なものになればなるほど……」

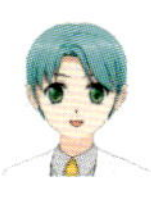

「負荷が同じように大きくなっても、より拡張末期圧が高くなる。先ほどの話の通り、左室拡張末期が高くなると肺うっ血が起こるので、圧－容積関係（EDPVR）の曲線が急峻な症例ほど肺うっ血を起こしやすいというわけですね」

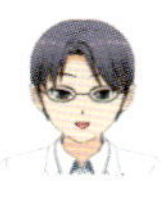

「そう、下の図では EDPVR（1）の心臓より、EDPVR（2）の心臓のほうが、同じ拡張末期容積でも左室拡張末期圧が高いのがわかるよね。

臨床では、後負荷は末梢血管抵抗とほぼ同じと考えてよかったから、EDPVR（2）のような例では末梢血管抵抗が上昇すると、容易に左室拡張末期圧が上昇してしまう。あるいは血圧が上がれば、簡単に肺うっ血が生じる」

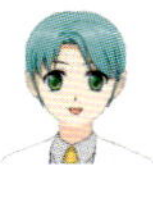

「あっ、それは拡張不全の症例でよく見るタイプの心不全ですね。EF の保たれた心不全＝HFpEF の症例で、血圧が上昇しクリニカル・シナリオ 1 の状態で呼吸困難になる。救急外来でよく見るタイプです」

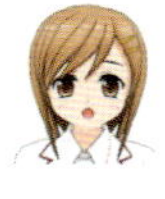

「前負荷を増やした場合も同じように圧－容積曲線は右のほうへ拡大していくから、急峻な例では、やはり左室拡張末期圧がすぐに高くなってしまいやすい。だから、こんな症例に下手に輸液をすると肺うっ血になってしまいそう」

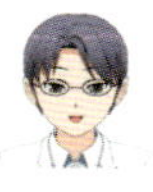

「圧－容積曲線の幅は一回心拍出量だったね。EDPVR が平坦な例でも急峻な例でも、Emax の傾きが同じなら前・後負荷を大きくすると、圧－容積曲線の右辺は右方向へ同じように移動する。だからどちらの場合も一回心拍出量は同じだけ増える。拡張末期圧の上昇が違うだけだ。血圧が低い場合に、輸液をしたり末梢血管を収縮させるような薬剤を使うと、同じように心拍出量は増えて血圧は上がるけれど、EDPVR が急峻な例では肺うっ血が生じる可能性が高い」

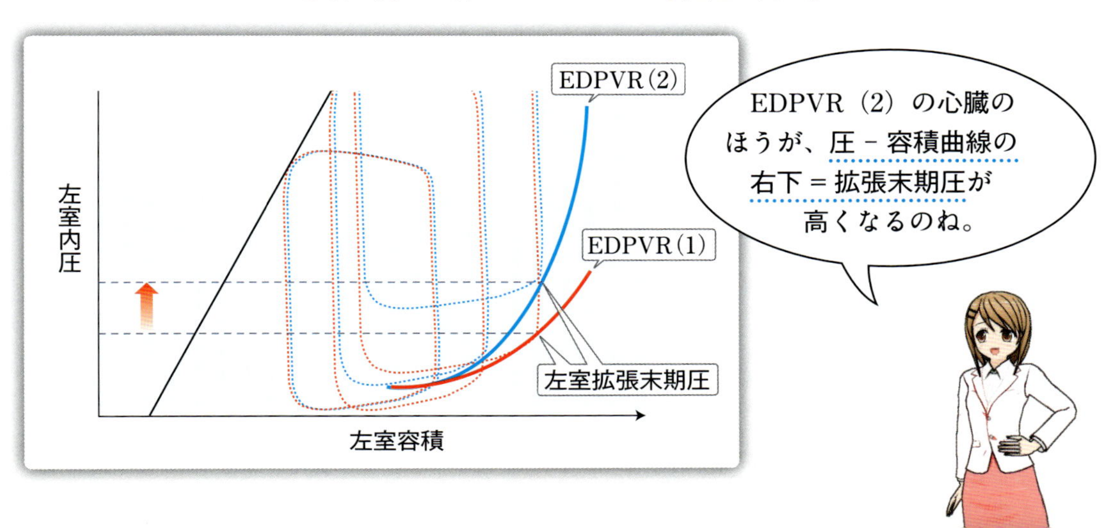

39 E/A と EDPVR の違いは

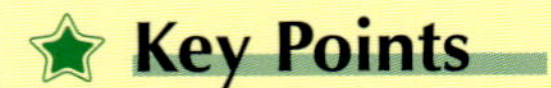

Key Points

- 心エコーの E/A は、左室流入期の変化を見ているが、左房の影響も受ける。
- 流入期の拡張能評価は、左室の受動的な拡がりやすさを見ている。
- 拡張しにくい心臓は、左室拡張末期圧が上昇しやすい。

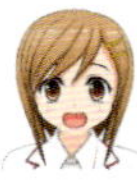

「先生、質問がありま～す」

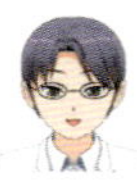

「ん、何ですか？」

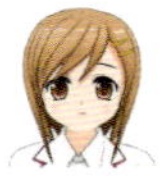

「普通、左室の拡張能は心エコーの E/A や E/e' で評価します。この時は別に、前負荷がどうのとか、後負荷がどうのとか考えずに、ある心拍のドプラだけで考えています。でも、今の EDPVR とかだったら、前・後負荷を変えていくつも圧 − 容積曲線を描かないと決まりませんよね。E/A で左室拡張能が評価できるのに、わざわざ負荷を変えて圧 − 容積曲線をいくつも描く必要があるんですか？　それに心エコーで測る左室拡張能と EDPVR とはどのような関係になっているんですか？」

「**おお！**　素晴らしい質問だ。こんな素晴らしい質問ができるまで成長していたとは。これも私の指導が正しかったからだ」

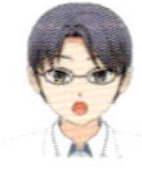

「あ～、これって褒められてるのかな？　でも、なんで褒められるのかなあ」

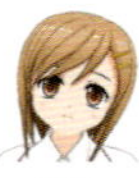

「臨床では、心エコーで左室拡張能を評価する場合がほとんどだ。いつでもどこでも簡単に実施でき、繰り返しの評価もできるから、そうなるのも当然だろう。でも、圧 − 容積曲線による拡張能の評価を学ぶことで、心エコーでの評価の限界もわかってくる。限界が理解できればこそ、心エコーの評価も正しく使うことができるんだ」

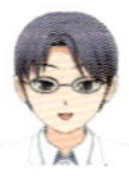

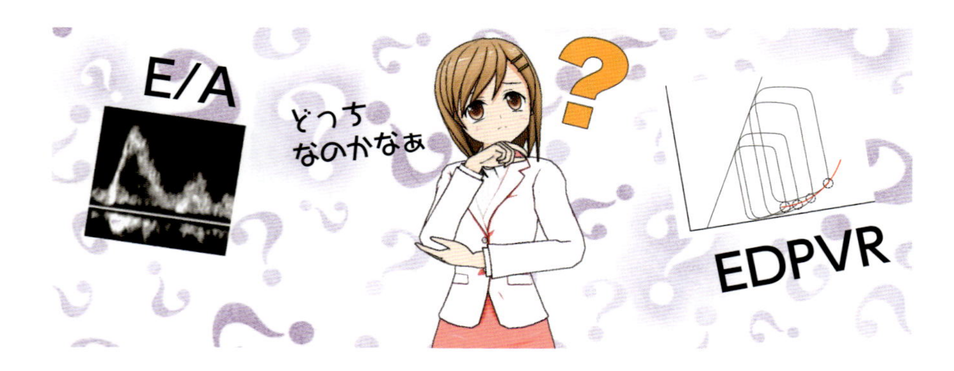

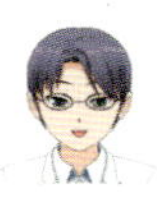

「改めて EDPVR がどのような意味を持っているかを考えていこう。前に、『①左室の拡張には能動的な弛緩と受動的な拡張があること、②圧－容積曲線での等容弛緩期が能動的弛緩を、流入期が受動的な拡張に当たること』を説明したね。心エコーで左室への流入血流速度から求める E/A などは、流入期の変化を見ている。

左室への血液流入の駆動力には、①左房と左室の圧較差、②左室が拡張することで左室へと血液を吸引しようとする力＝ elastic recoil、また、③拡張後期には左房の収縮も関係する。このように E/A は左室のみならず左房の状態の影響を受ける」

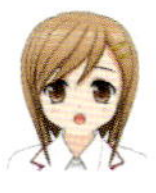

「elastic recoil ってなんですか？」

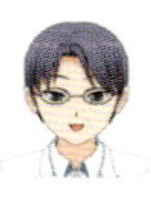

「左室が収縮した時に蓄えられたエネルギーで、流入期早期に心室が能動的に拡張しようとする現象で、左室を陰圧にして左室への血液吸引を引き起こすとされている。日本語だと『弾性反跳』と訳される」

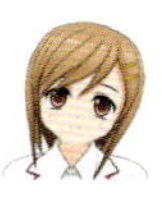

「男性班長？」

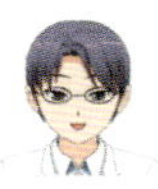

「つまらないことを言う人は無視します。血液の流入は駆動圧だけでは決まらない。オームの法則を思い出そう。［電圧］＝［電流］×［抵抗］、だね。流入血流も同じことで、左房と左室の圧較差などの駆動圧とともに、受け入れる側の左室の容積が血液の流入に対してどう受動的に拡がるかが関係する。つまり［左室内圧］＝［血流］×［抵抗］となるが、左室の『硬さ』が血液流入の［抵抗］となり、同じ血流が流入しても左室が拡張しにくいほど左室内圧は上昇する。風船が硬いほど、同じ大きさに膨らませるのに高い圧力が必要なのと同じことだ。左室が広がりにくいほど左室拡張末期圧が高くなりやすく、肺うっ血を起こしやすい。

このように、流入期の拡張能とは左室の受動的な拡がりにくさ、いわば『硬さ』を示すものだ。ただし、あとでも詳しく述べるけれど左房圧や左房収縮の影響、さらには弛緩能の影響も受ける。EDPVR は組織としての心臓の『硬さ』の指標だけれど、流入期の指標は硬さのみで決まるのではないことに注意しよう」

フ～
硬い風船を膨らませるには
高い圧力が必要！

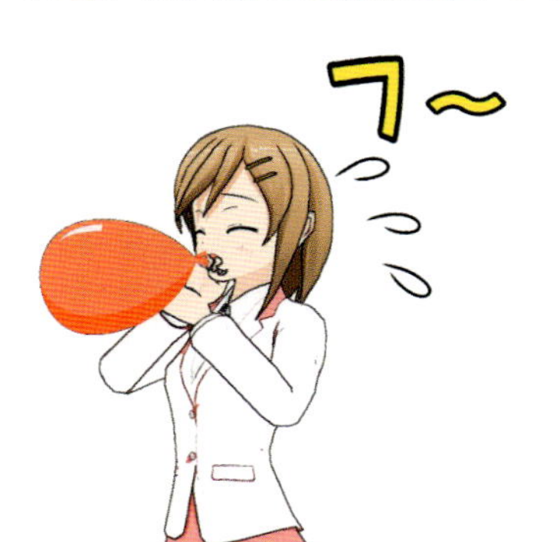

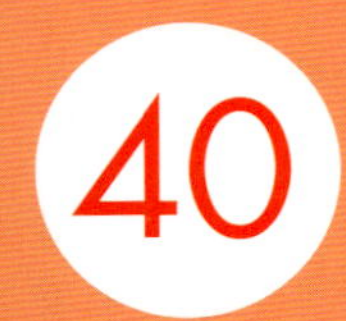

chapter 6　拡張能を理解しよう

40 拡張能と左室エラスタンス

Key Points

- 左室の「硬さ」は、左室容積と圧の変化の比ΔP/ΔVで表される。
- ΔP/ΔV＝エラスタンスが、左室流入期の「硬さ」の指標。
- EDPVRの接線の傾きが、その時点でのエラスタンスを示す。

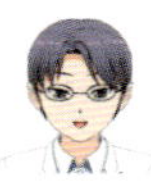

「以上のように、血液流入期の左室の拡張は主には左室の受動的な「硬さ」によって決まり、硬い左室ほど血液流入で左室が拡大する時の左室内圧はより上昇する。ここまではわかったかな」

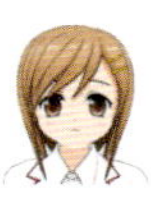

「なんとかついていっていますよ」

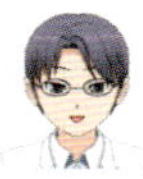

「『左室が硬いほど容積が大きくなると圧が上がる』ということは、ここで言う硬さは容積が大きくなった時の圧の上昇の程度で示されるとも言えるね」

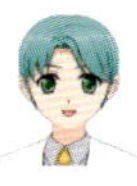

「あるいは、容積を大きくするのに必要な圧が大きいということですね」

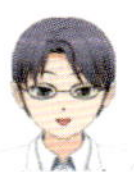

「同じ程度に左室が変化した時に圧がより高くなる左室ほど硬い。つまり〔左室内圧の変化（ΔP）〕と〔左室容積の変化（ΔV）〕の比ΔP/ΔVが大きいほど硬いということになる。ということは、このΔP/ΔVが硬さの目安になるわけだ。ところで、このΔP/ΔVというと、何か思い出さないかい……」

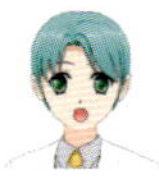

「**あ**、Emaxのところで出たエラスタンスです！」

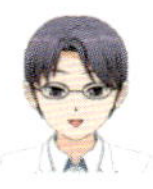

「そう、エラスタンスそのものだ。つまり拡張能とは流入期のエラスタンスの大きさそのものだ。ここでもう一度EDPVRの図に戻ろう（次頁の図）。

　EDPVRは圧－容積曲線の拡張末期の点をつないだ線だったね。つまり前・後負荷を変化させた時の圧と容積の関係を示した曲線だ。ここで2点P1、P2をとり、2点での左室内圧と容積の変化率ΔP/ΔVは……」

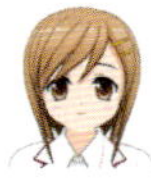

「2点P1とP2を結ぶ線の傾きになりますね」

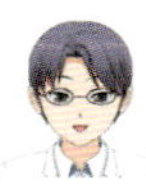

「ここで点P2をどんどん点P1に近づけていくと、2点P1、P2をつなぐ線の傾きは最終的に曲線の、点P1における接線になる。すなわち、EDPVRの点P1における接線の傾きが、点P1の状態での左室のエラスタンスということだ」

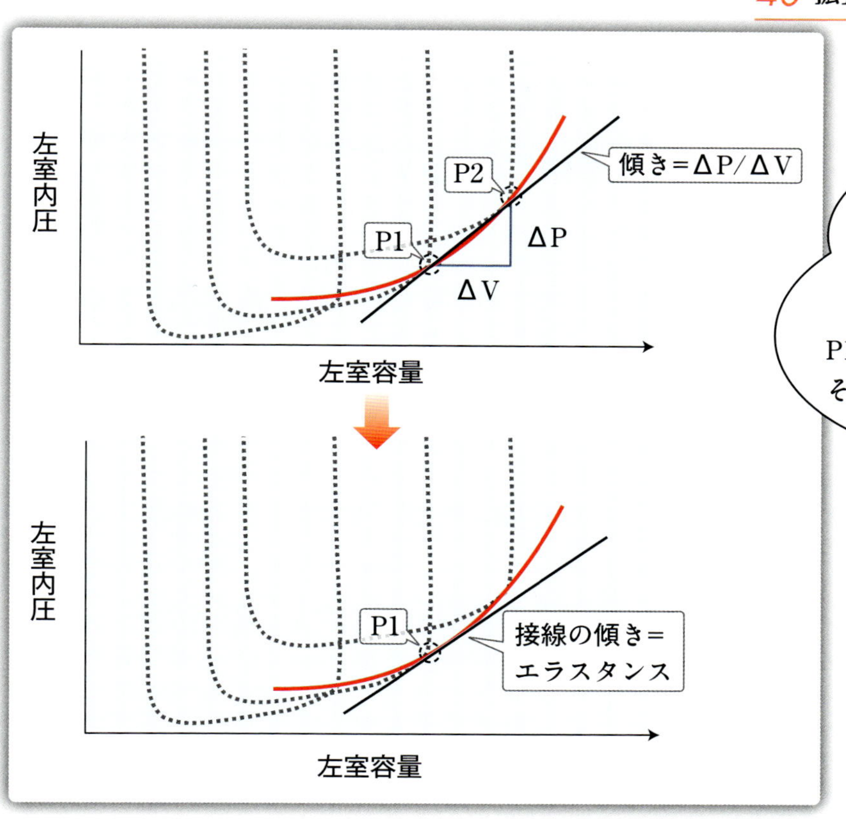

上の図の
点P2を点P1に
どんどん近づけていくと、
直線の傾きΔP/ΔVは
P1の接線の傾きになるのね。
それがP1でのエラスタンス。

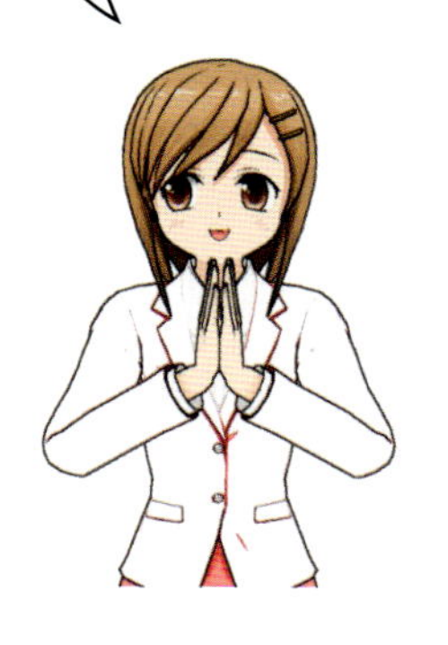

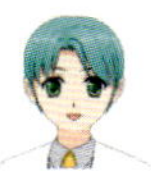

「これは曲線の一次微分の考え方と同じですね」

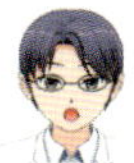

「こら！微分なんて言っちゃいけない。そんなことを言うと曽野さんが……」

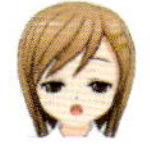

「ワタシ・ビブン・セキブン、ワカリマセン。スウガク、ニガテデス」

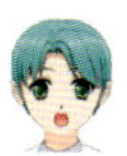

「わあ、曽野さんが泡をふいている！」

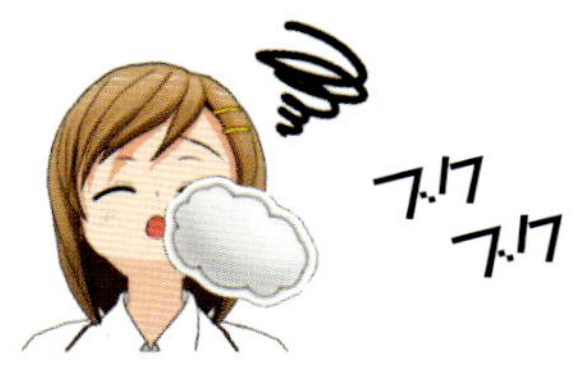

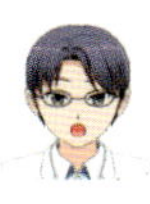

「曽野さん、しっかりして。微分なんか忘れて、**EDPVRの接線の傾きが、その点でのエラスタンス、すなわち拡張期の左室の硬さである**とだけ覚えておいて」

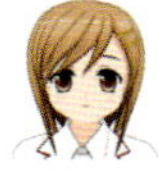

「まあ、その程度なら何とか覚えておけます」

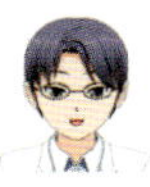

「（本当は難しいことは何も言ってないのに、言葉にだまされてるなあ…）とにかく、EDPVRの基本については大体説明したので、いよいよEDPVRを使って心不全発症のメカニズムを見ていこう。ここからがEDPVRの本領発揮だ」

chapter 6　拡張能を理解しよう

EDPVRから肺うっ血を考える

Key Points

- 正常心では、前負荷・後負荷が増加しても左室拡張末期圧はほとんど変化しない。
- 心エコーでの拡張能評価は、前負荷・後負荷の影響を受ける。
- 心エコーでの拡張能評価は、病態の変化を追跡できることが利点。

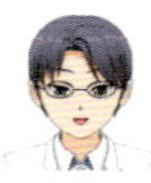

「まず、下の図を正常心での圧－容積曲線と考えて、拡張能と前・後負荷の関係を見ていこう。

Emax の ESPVR は直線だったけれど、EDPVR は曲線だね。でも EDPVR の左側、左室があまり大きくない時は直線に近い。これはどういうことかな、若狭先生？」

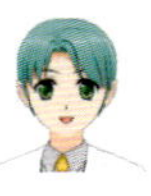

「直線の部分では、接線の傾きはどこでも同じですから、エラスタンスは変化しないということですね。正常心では、前負荷・後負荷がかなり増加しない限り、エラスタンスは変化せず、左室拡張末期圧もあまり上昇しない。少々血圧が高くなろうが、輸液をしようが肺うっ血は起きない」

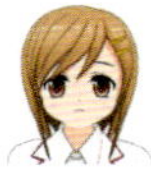

「でも右端のほうは跳ね上がっているから、正常心でも極端に血圧が高くなったり、急速に大量の輸液をしたら肺うっ血になる可能性はあるということですか？」

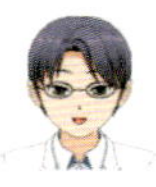

「その通り。右端のほうの急峻なところでは接線の傾きも大きくなっている。つまり正常心であっても、前負荷・後負荷が極端に高い時にはエラスタンスが高い＝拡張能が低下することがあるということだ」

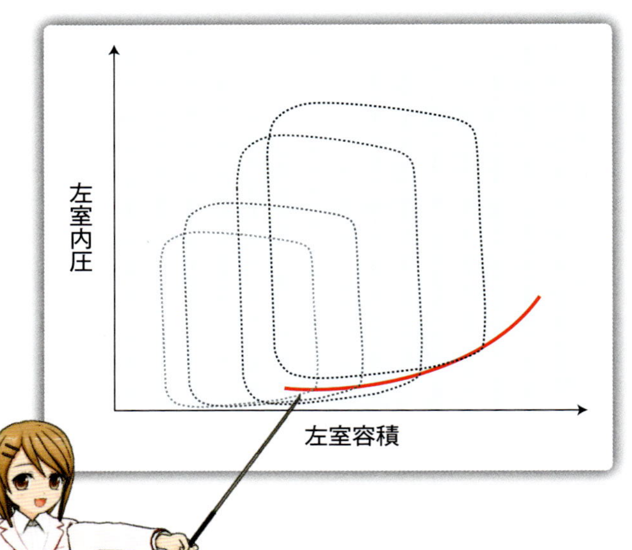

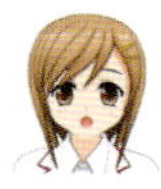

「ええっ、拡張能って『前負荷＝輸液』や『後負荷＝血圧』の影響も関係するんですか？　エコー室で、この患者さんは拡張能が悪いとか言うけれど、それは血圧なんかで変わるということですか？」

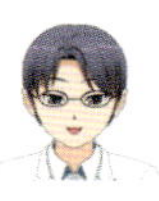

「その通り。心エコーで拡張能を評価する限界がそこにある。ある人の心臓の拡張能と言っても、心臓の硬さ＝エラスタンスは前負荷・後負荷の状態によって変化しうる。心エコーはある状態での拡張能評価としてはよくても、前負荷・後負荷が変われば拡張能も変わることになる。いわば前負荷、後負荷に大きく依存した拡張能評価ということだ。通常のエコー評価では、今この患者さんがEDPVRで言えばどの地点にあるのかがわからない。あとで病的心の例を見ていくけれど、心エコーで拡張能が悪いといっても、それが前・後負荷が高くEDPVRの右端に近くなって拡張能が悪いといっているのか、元々の心臓が悪くてEDPVRの左端にあっても拡張能が良くないのかが心エコーだけではわからない」

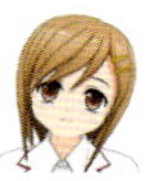

「じゃあ、心エコーによる拡張能評価って意味がないのかしら」

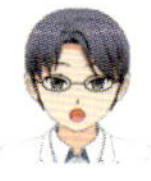

「**とんでもない！！！**　全くその逆だよ。例えば、心不全の患者さんの拡張能が病状によって変化していくことはよく経験するだろう」

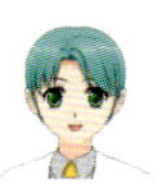

「ええ、心不全の急性増悪で入院した時は、E/Aは拘束型パターンだったのが、元気になってから計測すると弛緩障害型になったりしますね」

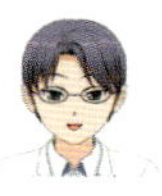

「心エコーの優れたところは拡張能の変化を追跡できることだよ。その変化をEDPVRから考えてみると、より深く理解できる。心エコーでの経時的な変化を理解するための考え方がEDPVRなんだ。変化の意味を理解し、解釈ができてこそ、一人前の臨床医、ソノグラファーだ。だからこそ曽野さんや若狭先生のような若い人には心力学の基礎をしっかり身につけてほしい」

心力学をエコーで見てみよう 6

症例　拡張型心筋症の69歳女性

心不全の増悪にて緊急入院。来院時の左室拡張 / 収縮末期径は6.1/5.5 cm, 左室駆出率21%であった。

利尿剤投与、βブロッカー、ACE阻害薬などで加療後、左室径は5.5/4.6 cm, 駆出率35%と改善した。

入院時E/Aは1.96（上）と偽正常化であったが治療によりE/A=0.53（下）、E/e'も19.2から9.7と改善した。

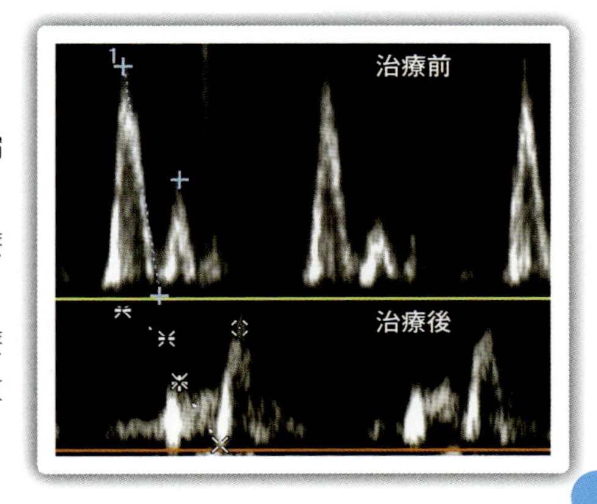

42 不全心とEDPVR (1)

Key Points

- 収縮能のみが低下した場合、拡張末期容積が不変なら拡張末期圧は上昇しない。
- 生体の代償的機転により、前負荷・後負荷は上昇する。
- そのため圧－容積曲線はEDPVRを右方向へ移動し、エラスタンスが上昇する。

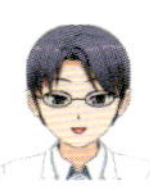

「『心エコーで評価した拡張能は負荷によって変わる』と言ったけれど、正常心ではEDPVRの直線部位が長くてエラスタンスの変化はほとんどないので、心エコーでの評価はほとんど常に正しい。問題は病的心だ。まずは収縮能の悪い不全心を考えよう」

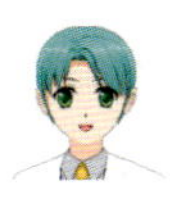

「古典的な心不全、左室駆出率の低下した心不全HFrEFですね」

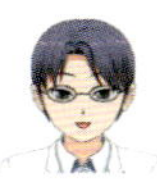

「ここでは思考実験として、収縮能のみが悪い心臓を考えよう。心臓組織の硬さを変えるような生物学的変化、例えば組織の線維化や虚血は起こっていないと仮定する。現実にそういう例があるかどうかは別として、仮説として考えてみる。

収縮能の低下とはEmaxの直線の傾きが小さくなることだったね。拡張能が保たれるということはEDPVRは正常心と同じということで、図示した通りだ。これだけだと拡張容積は変わらない。圧－容積曲線の幅が一回心拍出量だから、心拍出量（SV）は低下するけれど左室拡張末期圧は変化しないことになる」

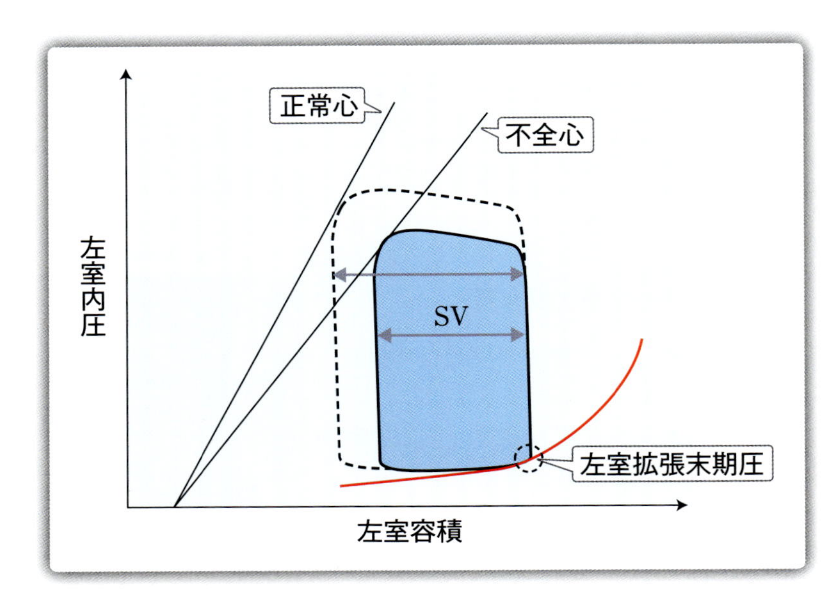

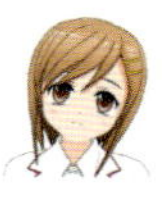

「これじゃ HFrEF では肺うっ血にならないことになってしまい、おかしいよ」

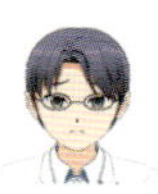

「いや、ここでは収縮能の低下だけでは左室拡張末期圧は上がらないということを言いたかっただけだ。心拍出量が減ってしまうと、これは大変だ。組織への血液供給も低下するし、血圧も下がってしまう。そこで生体は末梢血管を収縮させて血圧を上げようとする。そのために交感神経系やレニン－アンギオテンシン系が活性化される。心拍出量低下による腎血流の低下、レニン－アンギオテンシン系による輸入細動脈の収縮などにより尿量は低下し、循環血液量は増える。循環血液量が増えるということは……」

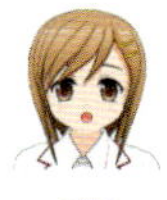

「前負荷が上昇することになります」

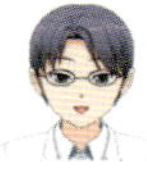

「血圧を上げようと末梢血管は収縮し、血管抵抗は上昇する。それは……」

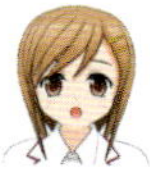

「後負荷の上昇です」

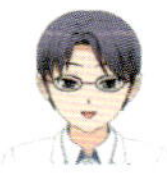

「前負荷・後負荷が高くなると圧－容積曲線は Emax の直線にそって右方向に拡大していく。すると左室拡張末期圧も EDPVR の曲線にそって、ついには上昇する」

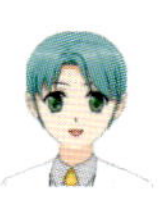

「この場合、EDPVR は正常のままなのに肺うっ血が生じるのですね。EDPVR の接線はエラスタンスですから、EDPVR を右側へ移動することでより『硬い』心臓になっているわけです。心エコーを実施すると、拡張能としては低下していると評価されるでしょう。生物学的な硬さの変化はないと仮定した心臓であっても、心力学的変化だけで拡張能低下と評価されるのは、なんだか不思議な気がします」

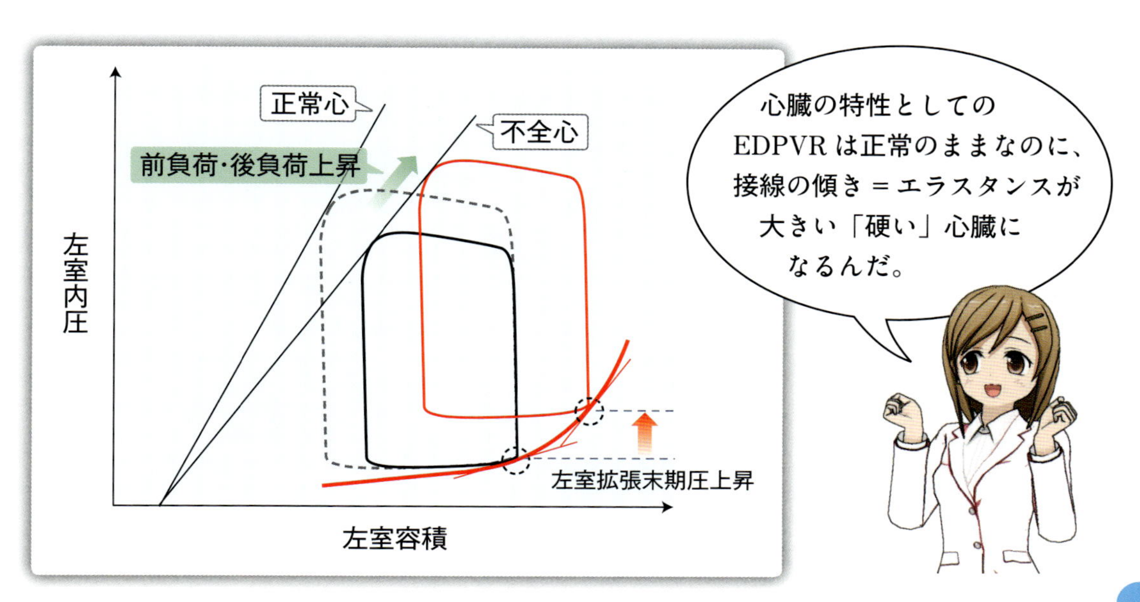

43 不全心とEDPVR (2)

Key Points

- 収縮能が変化しなくても、拡張能低下だけで一回心拍出量は低下する。
- 高血圧心では、収縮能が亢進することで代償されている。
- 心アミロイドでは、収縮能が亢進せず心不全に陥りやすい。

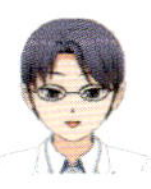

「今度は収縮能は保たれていて、左室拡張能のみが低下した場合を考えてみよう。

圧－容積曲線ではEmaxの直線はそのままで、EDPVRの曲線はより急峻になる。収縮性が変わらないので収縮末期容積はそのままだから、図のように圧－容積曲線は縮小する。つまり、拡張能が低下するだけで圧－容積曲線の幅＝一回心拍出量は低下する」

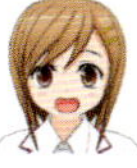

「収縮能が低下していないのに、一回心拍出量が低下するんですか！」

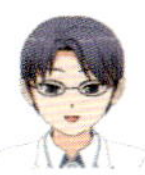

「一回心拍出量（SV）とともに拡張末期容積も小さくなる。左室駆出率とは［一回心拍出量］÷［拡張末期容積］だから、両方とも同じように低下した場合には左室駆出率はあまり変化しないことになる。

一回心拍出量が低下し、急峻なEDPVRのため左室拡張末期圧は上昇、肺うっ血になって明らかに心不全なのに、左室駆出率は保たれているということになる」

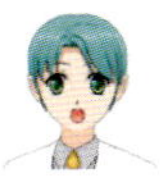

「**あっ**、これは左室駆出率の保たれた心不全、HFpEFですね。そうか、HFpEFの機序はこういうことだったのか」

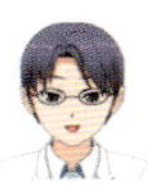

「実際にはHFpEFはそんな単純な病態ではない、というかHFpEFの機序にはまだ未知の部分も多い。ただ、HFpEFの中心としての拡張不全の基本は今の説明の通りだ」

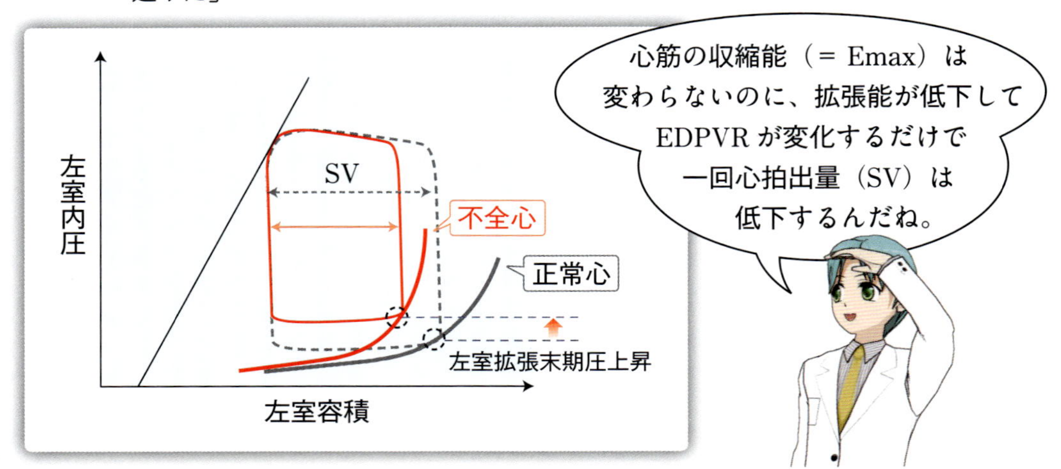

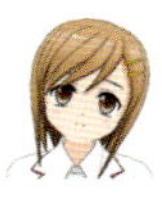

「HFpEFは高血圧で心肥大の患者さんに多いという印象があるんですけど」

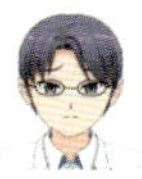

「高血圧症の場合の心肥大は、求心性肥大の形をとることが多い。さっきの例とは違い、左室径が小さくなり収縮末期容積も拡張末期容積とともに縮小する」

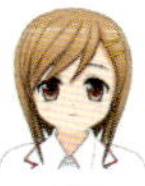

「じゃあ圧－容積曲線は縮小するのですね」

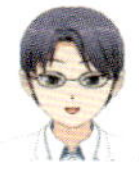

「ところが、求心性肥大では心筋線維の肥大を伴い、収縮単位としてのサルコメアの数は増えている。だからEmaxで見ると収縮性は亢進しているんだ。高血圧症では心拍出量の低下があまりないのにはこういう機序も関係している。

求心性肥大をきたし、かつ低拍出症候群をきたしやすいのが心アミロイドだ。この場合の心肥大は、アミロイドの沈着によるものでサルコメアは増加しないから、収縮能は亢進しない。アミロイド沈着によりエラスタンスの大きなとても硬い心臓となり、拡張能は著明に低下して容易に肺うっ血をきたす。まさにはじめに説明したような心不全だ。

高血圧症の中でも、同じように求心性肥大をきたしても心不全（HFpEF）になる症例とそうではない症例がある。HFpEFに至るには求心性肥大以外に、左室の線維化や大血管系の動脈硬化の有無も関係する。HFpEFは心臓以外の異常も関係する複雑な病態で、まだまだ研究の余地がある。HFpEFについては決定的な治療法がなかなか見つからないのも、そのあたりが関係していそうだ」

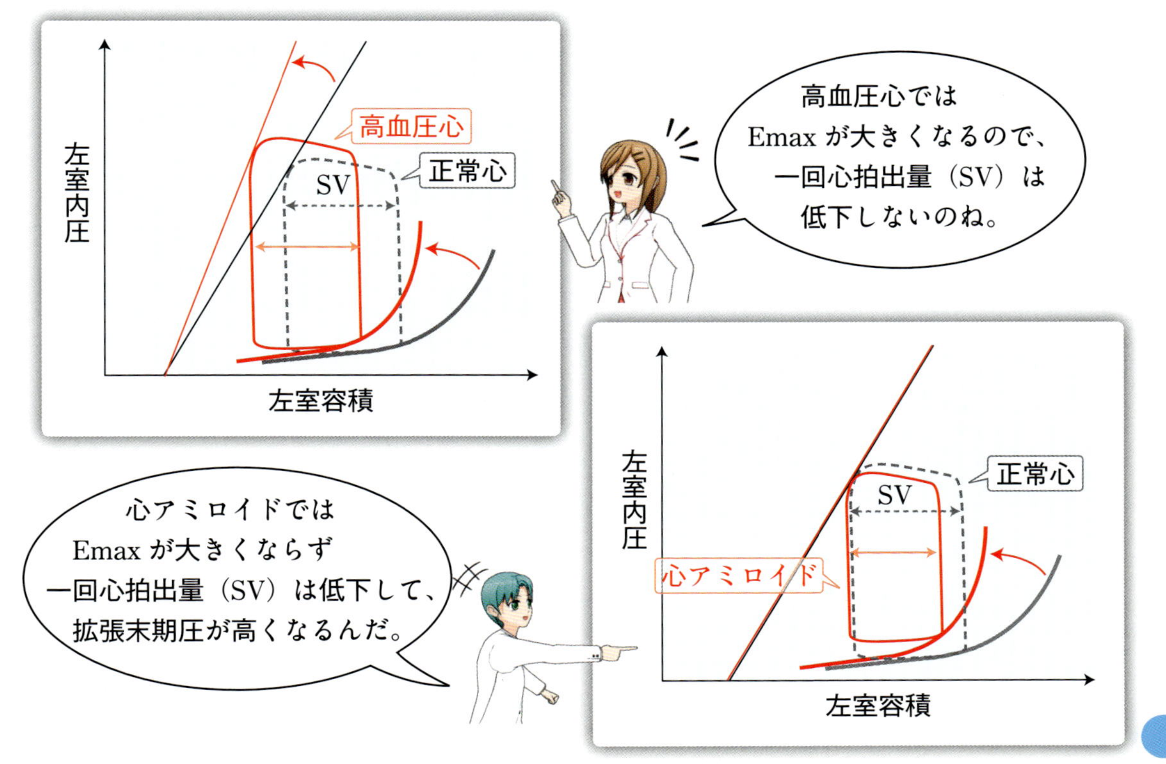

収縮不全と拡張不全

Key Points

- 収縮不全では、利尿剤で拡張末期圧が低下し血圧は下がりにくい。
- 拡張不全では、利尿剤で拡張末期圧は下がりにくく血圧は下がりやすい。
- 肥大型心筋症では、EDPVR は急峻だが血液流入期が平坦。

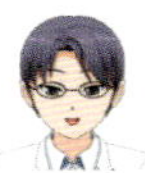

「収縮能が低下した場合と拡張能が低下した場合では、違ったメカニズムで肺うっ血になることがわかったかな。まとめると次のようになる。

①収縮能が低下した場合は、左室拡張末期容積の拡大によって、EDPVR 上を右方向へと移動することで拡張末期圧が上昇する。
②拡張能が低下した場合は左室の拡大はなくても拡張末期圧は高くなる。
③そこに血圧の上昇＝後負荷の上昇が加わると、少しの容積増加で容易に肺うっ血を起こす。

このような違いは下の図のように治療方針にも関係する。収縮不全の場合は、利尿剤で前負荷を軽減させると左室拡張末期圧はよく低下するが、Emax の傾きが小さいので、血圧はそれほど低下しない。それに対して、拡張不全の場合は収縮不全よりも拡張末期圧の低下は小さく、さらにもともと低下していた一回心拍出量はさらに低下し、血圧も低下してしまう。だから**拡張不全の症例に利尿剤を使う時には注意が必要だ**」

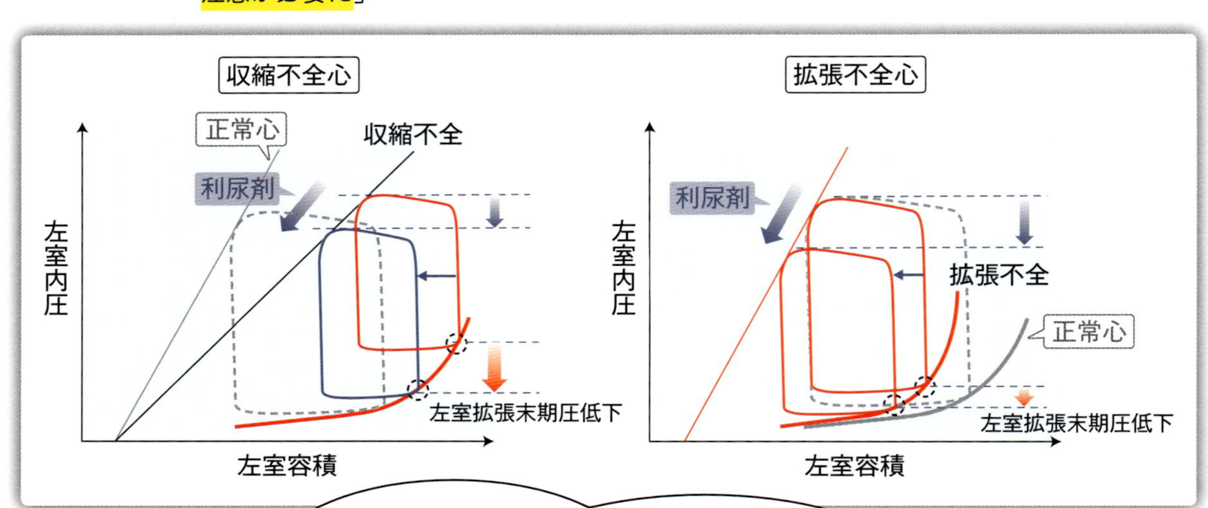

利尿剤で同じように左室容積（横軸）を小さくしても拡張不全（右）では拡張末期圧の低下は小さく血圧の低下が大きい。

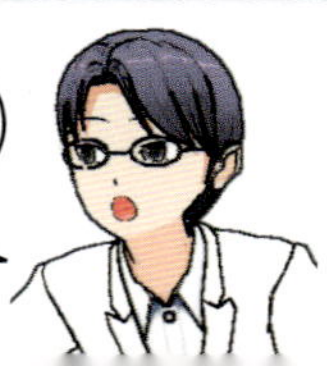

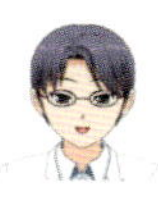

「その代表的な例が、先ほども述べた心アミロイドの場合だ。心アミロイドでは、循環血液量が少し増えるとすぐに肺うっ血を起こすのに、利尿剤を投与すると簡単に血圧が下がったり、全身倦怠感や食欲不振といった低拍出量症候群の症状が現れる。実に厄介な病態だ。ACE 阻害剤などで血圧を下げるのがよいのだろうが、元より低拍出量で低血圧のことが多いので、おいそれとはいかない」

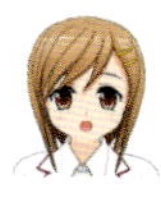

「肥大型心筋症の場合はどうですか？　非閉塞性の肥大型心筋症でも心不全を起こしやすい患者さんと、心不全がない患者さんがあるように思うのですが」

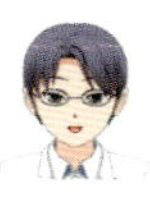

「そうだね。最近の研究によると 50〜60 歳代まで無事だった肥大型心筋症の患者さんの予後は、正常者とあまり変わりがない。おそらく肥大型心筋症にもいくつかの病型が混じっているのだろう。致死性不整脈の問題も大きいけどね。

ところで、EDPVR は複数の圧－容積曲線から求められる関係だけれど、EDPVR が急峻な症例では、各々の圧－容積曲線の血液流入期の形はどうなっていると思う？」

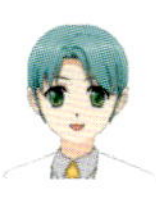

「ああ、それは忘れてましたね。おそらく僧帽弁が開いた時の圧が同じでも、拡張末期圧が高くなるのですから、個々のループでも流入期の部分は急峻になっているのでしょうね」

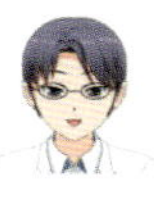

「その考えは一般的には正しい。ところが、肥大型心筋症では EDPVR は急峻に上昇するが、正常心や高血圧心などよりも流入期部分ははるかに平坦なんだ。このように、肥大型心筋症と高血圧心とは、心力学的に見ても肥大の質が違う病態だ。血液流入による左室内圧の上昇が小さいので、肥大型心筋症では比較的心不全が少ないのだろう」

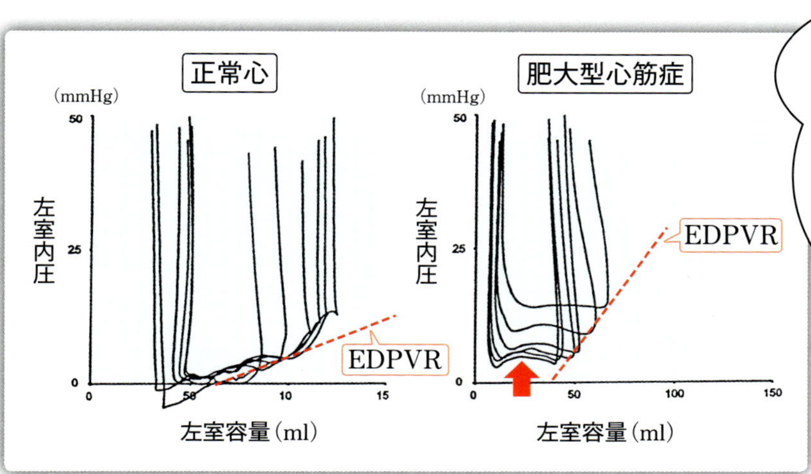

Pak PH, et al. Circulation 1996；94：52-60 より改変引用

肥大型心筋症は
EDPVR は急峻だけど、
血液流入期（矢印）は
平坦だ。
血液が流入しても
圧があまり
上がらない。

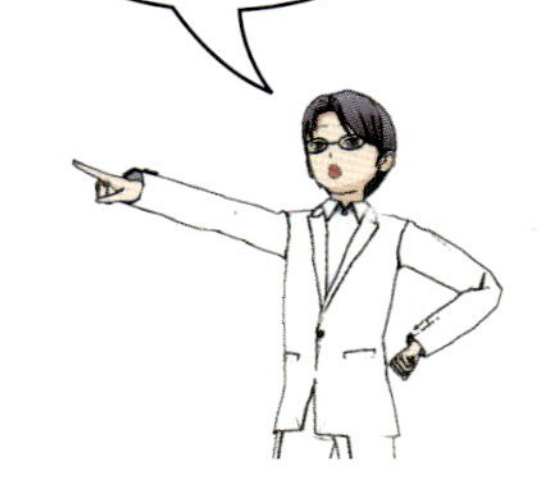

chapter 6 拡張能を理解しよう

心膜によるエラスタンス

Key Points

- 心臓全体のエラスタンスは、心膜と左室のエラスタンスの和。
- 心臓がある程度大きくなると、心膜のエラスタンスの影響も無視できない。
- 急性の心膜貯留では、少ない心膜液でもエラスタンスが大きくなる。

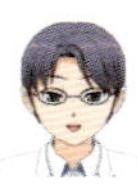

「今までは左室の拡張能、あるいはエラスタンスの話をしてきたけれど、心臓全体の拡張能はそれだけでは決まらない」

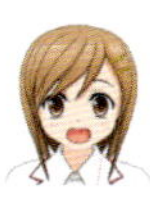

「えー、どういうことですか？」

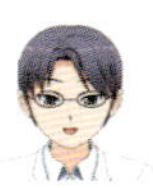

「心臓は心膜（心外膜）に包み込まれているだろ。この心膜も左室の拡張に影響を与える。正確に言うと心臓全体のエラスタンスは、心室のエラスタンスと心膜のエラスタンスの和になっている。下の図のように、心膜のエラスタンスは心臓の大きさがある程度大きくなるまではほとんど影響を与えない。だが心臓の大きさが一定以上になると、急に心膜によるエラスタンスの影響が大きくなる。しかも、その段階に達すると心膜のエラスタンスは急激に大きくなる。つまり、心臓がそれほど大きくなるまでは心膜の影響は無視していいけど、一定以上に大きな心臓ではその影響は非常に大きくなる。心膜は伸展性に乏しい組織なので、心臓が拡大しても伸展しない心膜が制限すると考えればよくわかる」

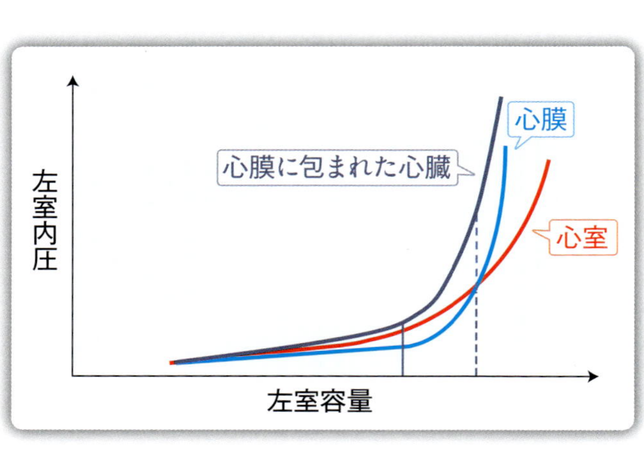

押すのはらくらく〜
ぼくは心膜さ〜♫
心筋
ど〜
急に重たくなった
ピタッ
心筋

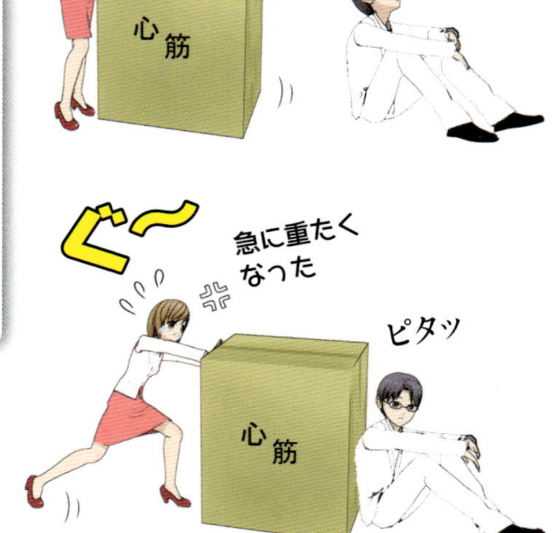

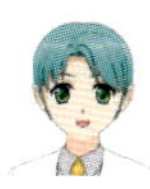

「心膜と言いますけれど、心膜腔には心膜液があるわけですが」

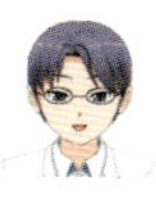

「この場合の心膜とは、心外膜と心膜液を合わせた心膜組織全体を指すと考えてほしい。ある組織が他の組織の中に包まれた時には、一番内側の組織のエラスタンスは、すべての組織のエラスタンスと考えてよいことがわかっている」

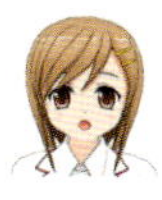

「心膜の影響は、左室拡大よりも心膜貯留や収縮性心膜炎で問題になりますよね」

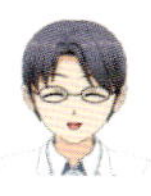

「もちろん、その時は心左室容積がより小さい段階から影響が出ることになる。心膜は伸展性が乏しいという話をしたけれど、心膜貯留が慢性的に進行した時には、心外膜も対応して伸展する傾向がある。だから慢性心膜炎では、心膜貯留があってもなかなか心不全症状が認められない。急性の心膜炎などではより少量の心膜貯留で症状が出現する。その最たるものが心タンポナーデの場合だ。心破裂などでは、心エコーでは少量の心膜貯留しか認めなくても、左室の拡張が著しく障害されて血圧を発生できず、ショックに陥る」

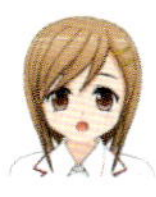

「それ、前に先輩にも注意されたことがあります。心膜貯留の量が少ないから心タンポナーデではない、と言ってはいけないって」

心力学をエコーで見てみよう！ 7

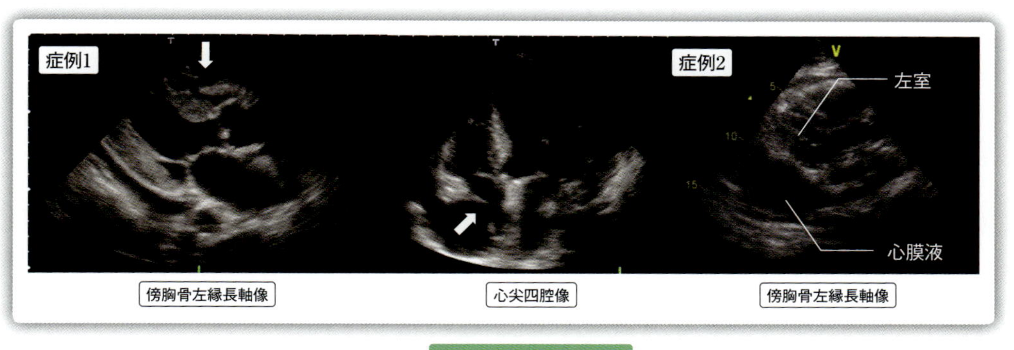

左室の虚脱は
左房の虚脱より特異度の高い
心タンポナーデの所見よ。

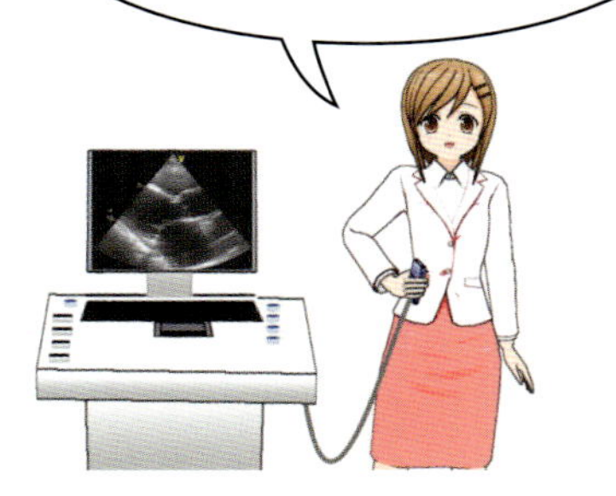

症例1（左・中図）

悪性腫瘍の心膜転移から、心膜貯留による心タンポナーデに至った症例

心膜貯留は中等度であるが、左室の虚脱（左図矢印）、左房の虚脱（中図矢印）などの心タンポナーデに特徴的な所見を認めた。

症例2（右図）　慢性の特発性心膜貯留症例

症例1よりはるかに多量の心膜貯留を認められるにもかかわらず、血圧低下を認めず心タンポナーデに至っていない。

chapter 6　拡張能を理解しよう

EDPVRについてのその他の話題

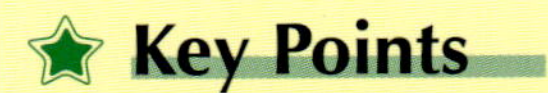

■ 血液流入期の血行動態には、弛緩能とエラスタンスのどちらも関係する。
■ HFpEF ではEDPVRは左方向に、HFrEF では右方向に移動している。
■ EDPVRは心拍数に依存しないが、HFpEF の血行動態は心拍数も影響。

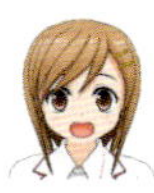

「先生、しつも～ん」

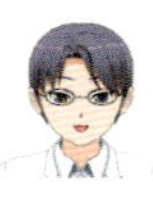

「今度は何ですか？」

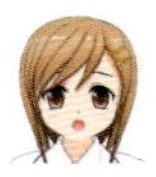

「左室の拡張能として、左室が血液流入で受動的に拡大していく時の硬さ、あるいはエラスタンスが大切だということはよくわかりました。でも能動的な弛緩能はどこへ行っちゃったんですか。弛緩能って臨床的には大切ではないんですか？」

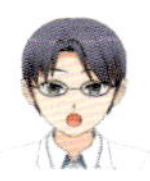

「とんでもない。弛緩能とエラスタンスを合わせてこその左室拡張能だよ。先にも話の出た、左室駆出率の保たれた心不全（HFpEF）についての研究によると、HFpEF では弛緩能の低下もエラスタンスの亢進もともに機序として関係している。そもそも、血液流入期の血行動態にはエラスタンスだけではなく弛緩能も関係しているしね」

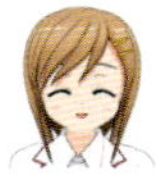

「エラスタンスが亢進しているということは、EDPVR の曲線がより急峻に高くなっていくということですね」

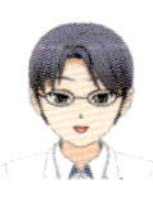

「さらに HFpEF の症例では、EDPVR 自体が正常心よりも左方向に移動している。だから、より小さい容積の拡大で拡張末期圧の上昇が始まることになる。逆に収縮不全による心不全（HFrEF）の症例では、EDPVR は一般には右方向に移動している。左室容積の拡大によって拡張末期圧の上昇をある程度代償しているとも言えるね」

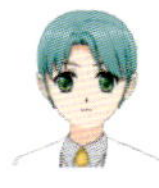

「でも、収縮不全でもあまり左室容積の大きくない症例も見かけますが……」

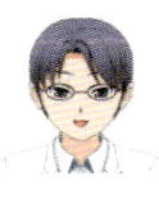

「確かに虚血性心疾患の中には、左室駆出率が非常に低いわりに左室容積が大きくならない症例もあるね。この場合は、EDPVR の移動による代償がないだけ、容易に左室拡張末期圧が上昇し、心不全が増悪する傾向がある」

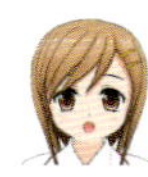

「不全心では、左室容積が大きいほど心機能が悪いというのが一般的だけど、大きくならなければそれでよいというわけでもないのね」

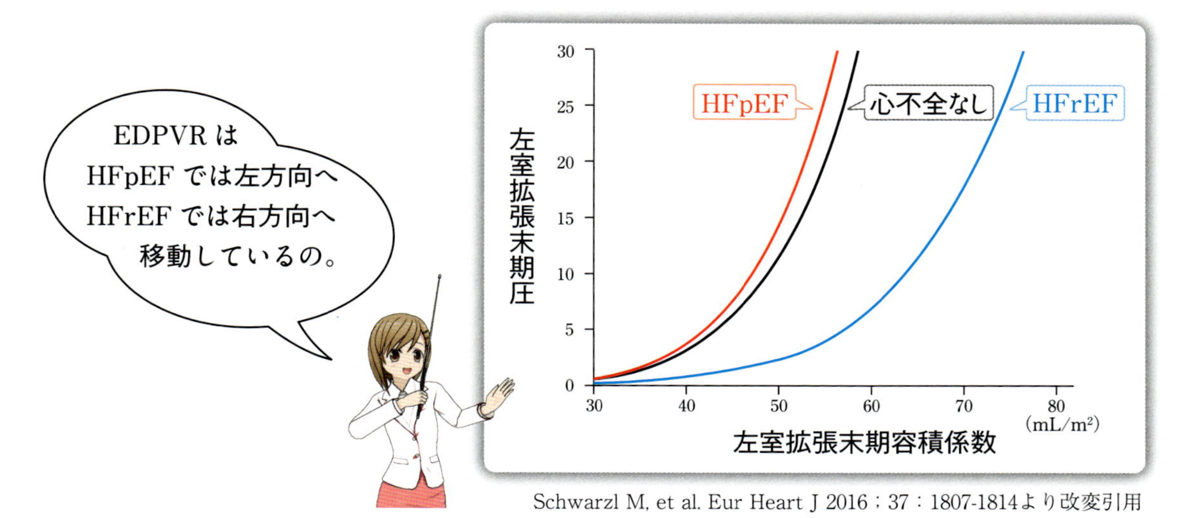

Schwarzl M, et al. Eur Heart J 2016；37：1807-1814より改変引用

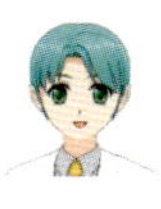

「ところで『収縮期のエラスタンスはクロスブリッジの数が関係する』という話でしたが、拡張期のエラスタンスはどのようなもので決まっているのですか」

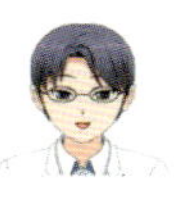

「クロスブリッジの数も関係するだろうけど、受動的な硬さとしては主に心筋細胞の硬さと心筋細胞間の細胞外マトリックスが関係する。心筋細胞の受動的な硬さとしては、心筋収縮の機序の説明の時に出てきた巨大タンパク、タイチンによって90%以上が決まる。タイチンは、不全心ではリン酸化やサブタイプの比率が変化することがわかっており、拡張能の低下に関与している可能性がある。細胞外マトリックスにはコラーゲンやプロテオグリカン、エラスチンなどがあるが、一番大切なのはコラーゲンだ。心不全をきたすような病態ではコラーゲンの量や質、サブタイプなどが変化することで、左室拡張能を低下させている。

エラスタンスについては、左室の形態や心筋の量も関係している。高血圧心は心筋量が関係している代表例だけれど、コラーゲンの増加なども関係している。同じ心筋量でも、求心性肥大と遠心性肥大ではエラスタンスの変化が異なるのは、心筋量や組織の硬さだけではなく左室の形態も関係することを意味する。

拡張能でもう一つ大切な因子は心拍数だ。EDPVRは、心拍数などの影響をほとんど受けず、それゆえに安定した拡張能の指標として重視される。しかし臨床での心不全では心拍数の影響は大きい。

心拍数の増加により左室流入期の時間が短くなり、左室への血液充満が不十分になる。拡張期の時間が短くなると、冠動脈から心筋への血液灌流（これは拡張期に生じる）の時間も短くなる。さらに左室の酸素消費が増える。これらの機序により左室の拡張能が低下する。拡張不全の心臓では、弛緩速度を増加させて対応することができないので、特に心拍数増加による拡張能低下の影響を受けやすい」

47 拡張能の指標としての E/A (1)

Key Points

- EDPVR は負荷に依存しないが、心エコーの拡張期指標は負荷に依存する。
- elastic recoil によって、左室が陰圧になり心室内に圧較差ができる。
- 僧帽弁が開くと、心室内の圧較差により早期血液流入が生じる。

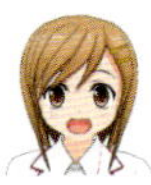

「今までの話をまとめると、①左室の拡張能には能動的な弛緩期と受動的な血液流入期がある、②弛緩期はカルシウム動態に関連した能動的な左室の拡張の時で、心エコーでは IVRT に相当する、③血液流入期は EDPVR で評価されて、主に左室の『硬さ』というかエラスタンスによって決まる、ということですよね。

でも臨床で左室拡張能の評価というと心エコーですよね。弛緩能の IVRT については前に説明してもらいましたけど、E/A や E/e' などについてはまだ説明してもらっていません。前にも出たけれど、E/A などは拡張能の指標としてはダメなんですか？　EDPVR とドプラエコーの指標の関係も今一つピンとこないのですけど」

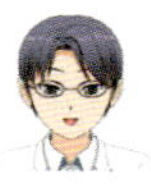

「前にも言ったけど、ドプラエコーでの拡張能評価がダメなわけではない。ただ、その意味と限界を知ることが大切だ。IVRT 以外のエコー指標はどれも血液流入期を通しての変化を見ている。EDPVR は収縮末期という一つの状態が前負荷・後負荷でどう変化するかを見ている。だから EDPVR という曲線は、前・後負荷に依存しない指標になる。E/A は血流の動きから求められた動きだから、前負荷の影響を受ける。他のエコー指標も基本的に前・後負荷の影響を受ける。ここが最大の違いだね。

まずは E/A がなぜ拡張の指標になるか、心周期における左室の圧変化から見てみよう。血液流入期の開始は僧帽弁が開く時だけど、圧の関係で見るなら……」

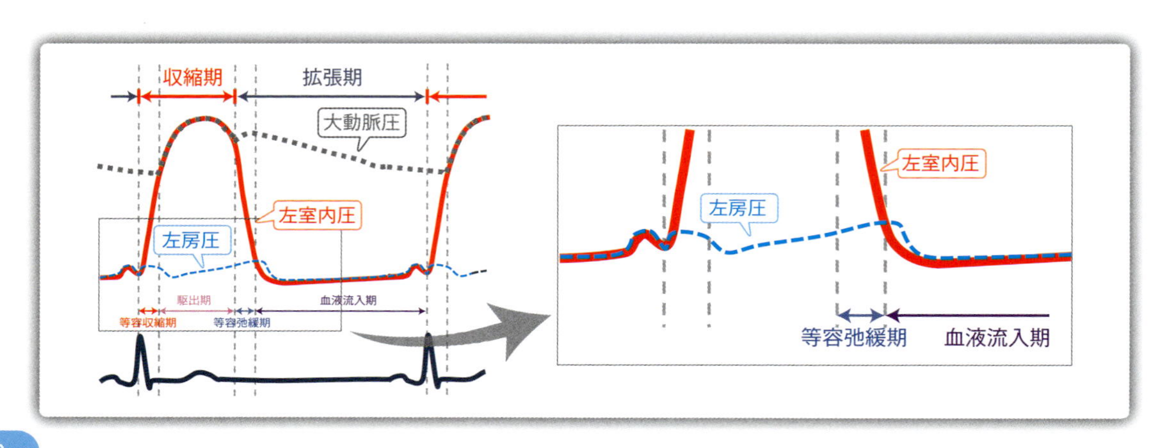

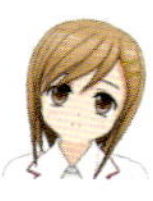

「血液流入期の開始は、弛緩期で低下した左室内圧が、左房の圧を下回って僧帽弁が開いた時ですね……。あれ、おかしいな。左房と左室が等圧だったら、左房から左室への血液流入が起きるはずはないですよね」

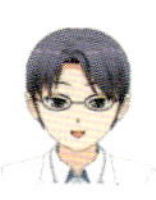

「お、いいところに気づいたね。僧帽弁が開いた時の早期血液流入を作る力の一つは、左室による吸引作用、elastic recoil だ。前に曽野さんが『男性班長』と思い切りボケてくれた、『弾性反跳』こと elastic recoil だ。

心筋の構造で話したように、心筋細胞にはアクチン－ミオシンの収縮単位以外に、構造を作るタイチンなどが含まれている。また、心筋細胞外にも結合組織などがあり、これらは合わせて心臓の弾性構造を作っている」

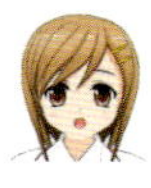

「弾性構造って、何ですか？」

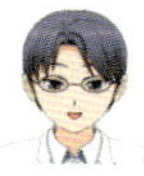

「うーん、受動的に伸び縮みするバネ構造のようなものと考えればいいかな。バネを押し縮めた時と同じように、収縮期にこれらの弾性構造には押し縮められたり、ねじれたりしてエネルギーが蓄えられる。弛緩期には、これらの弾性（elastic）構造が元に戻ることで左室内圧が急速に低下する」

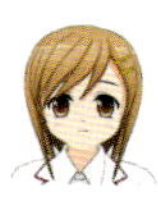

「空のマヨネーズの容器をギュッと押し縮めて、水の中に入れて手を放したら水を吸い込む、こんなイメージでしょうか？」

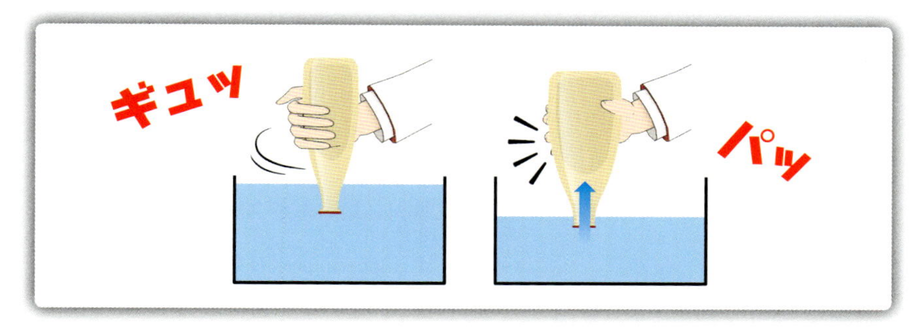

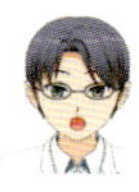

「いや、それだけではない。収縮期に左室はねじれながら心尖方向へ短縮する。このねじれの戻り（recoil）などは心尖部と基部で一様でないため、**左室の心尖部と基部の間に圧較差が生じて心尖部のほうが圧が低くなる**。このように左室内での圧較差があるために、僧帽弁が開いた時に心尖部側は基部＝左房側より陰圧になって血液を吸い込む。これが流入期早期の血液流入を作り出すメカニズムだ」

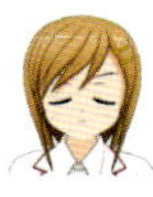

「なるほど、マヨネーズと違って心室内部に圧較差があることが大切なんだ」

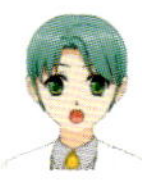

「最近は、左室のねじれと戻りを心エコーのストレイン解析で評価できるようになりましたね。これが elastic recoil とも関係していたのか」

48 拡張能の指標としての E/A (2)

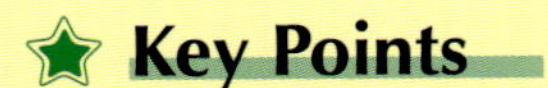

- 血液流入には、左室の能動的な弛緩も関係する。
- 不全心では、elastic recoil による圧較差が小さく E 波が低下する。
- 拡大した左室では、血流がより広く広がることも E 波を低下させる。

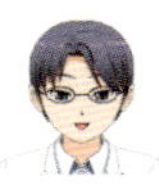

「elastic recoil は血液流入の主たるメカニズムだとわかってもらえたね。でも、それ以外にも血液流入に関係する機序があるのだけれど、なにか思いつくかな？」

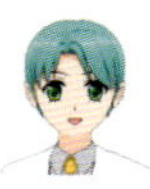

「そうですね。前から思っていたのですけれど、弛緩期とは心筋小胞体へカルシウムが再吸収される過程ですよね。そんな細胞内プロセスが、左室圧の変化によってオン－オフされているとは考えにくい。ということは、僧帽弁が開いても左室の能動的弛緩はまだ少し続いているのではないでしょうか。そうだとすると弛緩による圧の低下も血液流入を引き起こすことになりそうです」

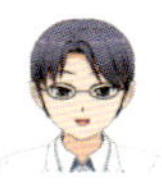

「その通り、早期の血液流入には能動的弛緩も関係している。左室圧の心周期変化をよく見てみよう。僧帽弁が開いたあとも左室圧は引き続き低下しているよね。この部分はまだ心筋細胞としては弛緩が続いていて、それで左室圧は下がっていく。

早期血液流入＝ドプラの E 波のメカニズムはこの 2 つでほぼ説明できる。ちなみに、後期血液流入＝ A 波はどのようにして起きるんだったかな？」

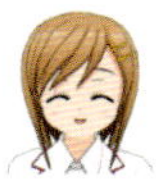

「これはよく知っています。左房の収縮によるもので atrial kick とも言われます」

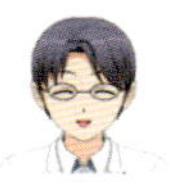

「じゃあ、軽度の拡張能障害で E/A＜1.0、弛緩障害型になるのは説明できるかな？」

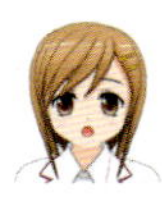

「そうですね、よく言われているのは早期の血液流入が減少して E 波が低くなり、その分だけ血液が左房内に残留するので、A 波が高くなって E/A が低下することです。もっとも、E/A は血流量ではなく血流速度を見ているのだから、E 波が小さいというのは正確には流入速度が低いということですね。

先ほどの説明を考えると E 波が elastic recoil で作られるのなら、拡張障害ではこの elastic recoil が小さいということですか？」

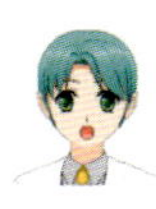

「**なるほど**、そういうことだったんだ！　曽野さん、ありがとう」

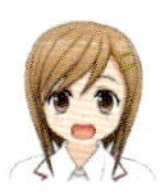

「**えっ**、えっ、なにか感謝されるようなこと言ったかな？」

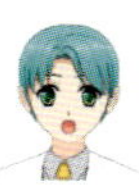

「今までの講義の中では収縮能と拡張能は別々に説明されていた。けれど臨床例では、純粋に収縮不全だけの心不全症例というのはなくて、収縮機能が低下した症例でも心エコーで見ると必ず拡張不全がある。

新力先生がおっしゃっていたように、elastic recoil が押し縮められたバネのエネルギーによる戻りであるなら、収縮が低下すると蓄えるエネルギーも小さくなって戻りも小さくなる。すると、elastic recoil による心尖部と基部の圧較差も小さくなるので、流入する血液の速度が小さくなり、E 波が小さくなるんだ」

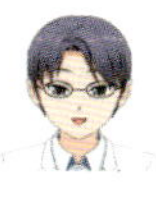

「さすが若狭先生だ。よくそこまで理解したね。これが E 波が低下する唯一の原因ではないけれど、主要な機序の一つであることは間違いない。

収縮不全で左室容積が大きい場合は、正常心に比べて流入血流が広い範囲に散らばるため、血流速度は遅くなるという機序もある。これら血行動態の面での機序以外に、不全心では細胞内カルシウムの動態に異常があり、弛緩能も障害されている」

左室の拡張した収縮不全心では
elastic recoil による圧較差も小さい上に、
流入血流は広い範囲に広がるので、
血流速度は遅くなるのね。

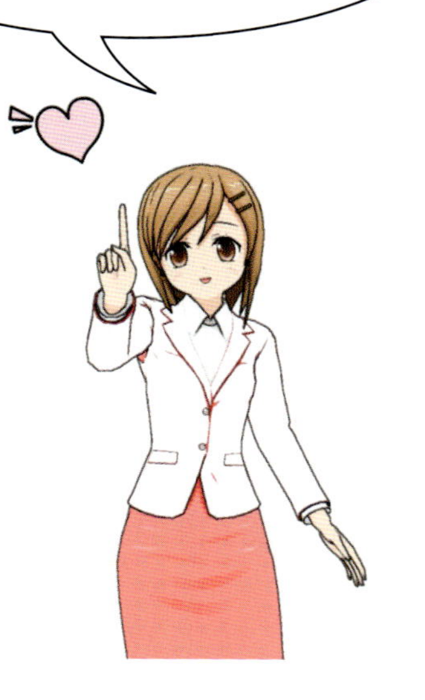

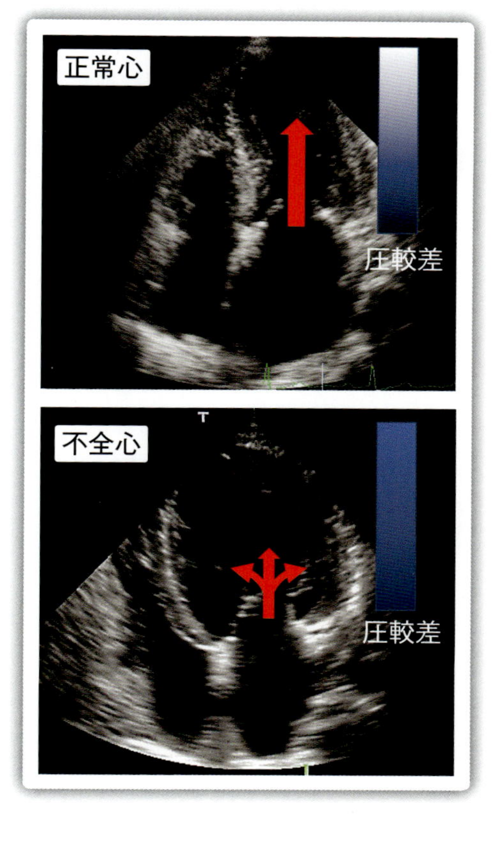

拡張能の指標としての E/A (3)

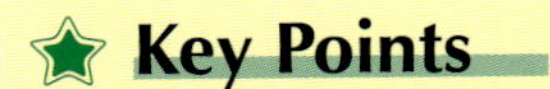

- E/A の偽正常型は、左房圧の亢進によって生じる。
- E/A は、心臓の特定の状態における拡張能の指標。
- e' は前負荷の影響を受けにくいが、全く受けないわけではない。

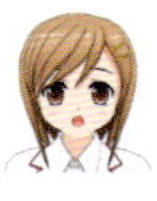

「血液流入期早期はまだ弛緩過程が続いているので、E 波は弛緩能とは関係ないとは言い切れないのでしたね」

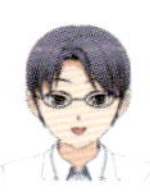

「でも能動的な弛緩能の指標ばかりとも言い切れないよ。拡張能がさらに低下すると、E/A は再び 1 より大きくなり偽正常化型になるけれど、これはどう説明する？」

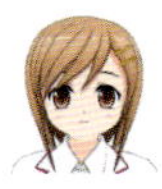

「確か、拡張能が低下すると左房圧が高くなって E 波の速度が速くなるからですね。今までの話で言うと、左房圧が高い＝左室基部の圧が高いということだから、左室内の圧較差がより大きくなって流入血流速がより速くなるということです」

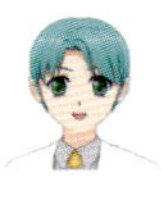

「そうか。左房圧は前負荷に依存するから、E/A は前負荷に依存するということだ」

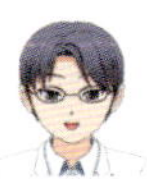

「E/A＜1 の間は左房圧の影響が大きくなく、E/A 低下は主に弛緩障害を反映するとのことで『弛緩障害型』と言うんだ。前回述べたように elastic recoil の障害も反映しているから、本当は弛緩障害のみでない。左室拡大も E 波が低下する機序となると述べたけれど、前負荷・後負荷の変化によって左室容積が変化するのだから、左房圧が上昇していなくても前・後負荷の影響を受けていないとは言えない。

前・後負荷の影響を受けるということは、E/A が心臓そのものの拡張能だけではなく、外的な影響によっても規定されるということだね。99 頁の症例のように、心不全症例を利尿剤で治療しただけで E/A が改善するのはまさにその証拠だ」

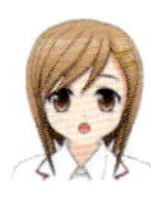

「じゃあ、E/A はどういう指標だと考えたらいいの？」

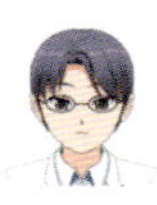

「一言で言うと、『ある状態』の心臓の『拡張能』や『前負荷』の状態の指標だね。心エコー検査を受けている、目の前の患者さんが現在どういう状態にあるかを見ている指標ということだ。ある時の E/A を見ただけでは、治療をしたらこの患者さんがどうなるかはわからない」

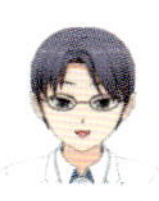

「曽野さんは、バルサルバ手技で E/A が偽正常化型・拘束型から弛緩障害型になるかどうか調べるだろ。バルサルバ手技によって前負荷は低下する。弛緩障害型に改善する場合は前負荷の影響が大きいと考えられるし、そのままなら弛緩能や elastic recoil の障害が主で心臓自体の拡張障害が高度だということになる」

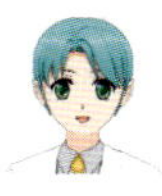

「それに対して EDPVR は前負荷・後負荷によらないので、心臓そのものの硬さ＝エラスタンスを見ているのですね」

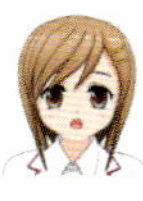

「じゃあ、組織ドプラの e' とか E/e' はどうですか」

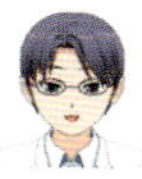

「血液流入期早期に僧帽弁輪が心尖方向へ向かう僧帽弁輪後退速度 e' のことだね。E/A と違って、e' は血流ではなく心筋そのものの動きを見ている。だから前負荷には影響されないはずだよね。確かに E/A よりも前負荷の影響は受けにくいけれど、全く影響を受けないわけではないんだ。正常心であっても前負荷の影響を受けることがわかっている」

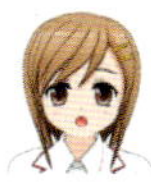

「臨床ではむしろ、e' よりも E/e' を左室拡張末期圧の指標として使いますね」

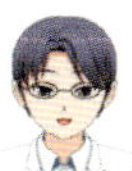

「当初は E/e' と拡張末期圧の間には非常に良い相関があると言われていたけれど、散らばりも結構ある。今は『E/e'<8 なら、拡張末期圧は正常、E/e'>15 なら上昇、その間はグレーゾーン』と使われているね。臨床的にも非常に良い指標だけれど、必ずしも拡張末期圧の変化と一致しない例もあるので注意が必要だよ。

ガイドラインでは、慢性的な拡張能障害を示す左房容積の拡大と E/e' を組み合わせて拡張障害の程度を評価している。臨床的には非常にうまい方法だね」

左室血液流入 (E/A)

弛緩能 (τ)

左室エラスタンス (EDPVR)

前負荷

elastic recoil

心臓固有の拡張能

収縮能

今までの話をまとめた。
こうしてみると E/A は
色々な要素の影響を
受けているのがわかる。

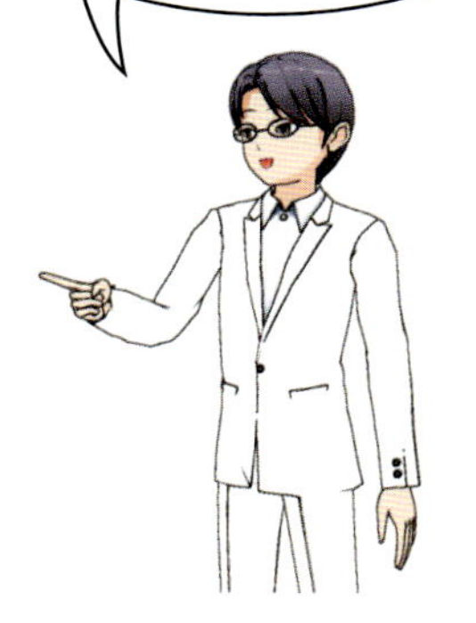

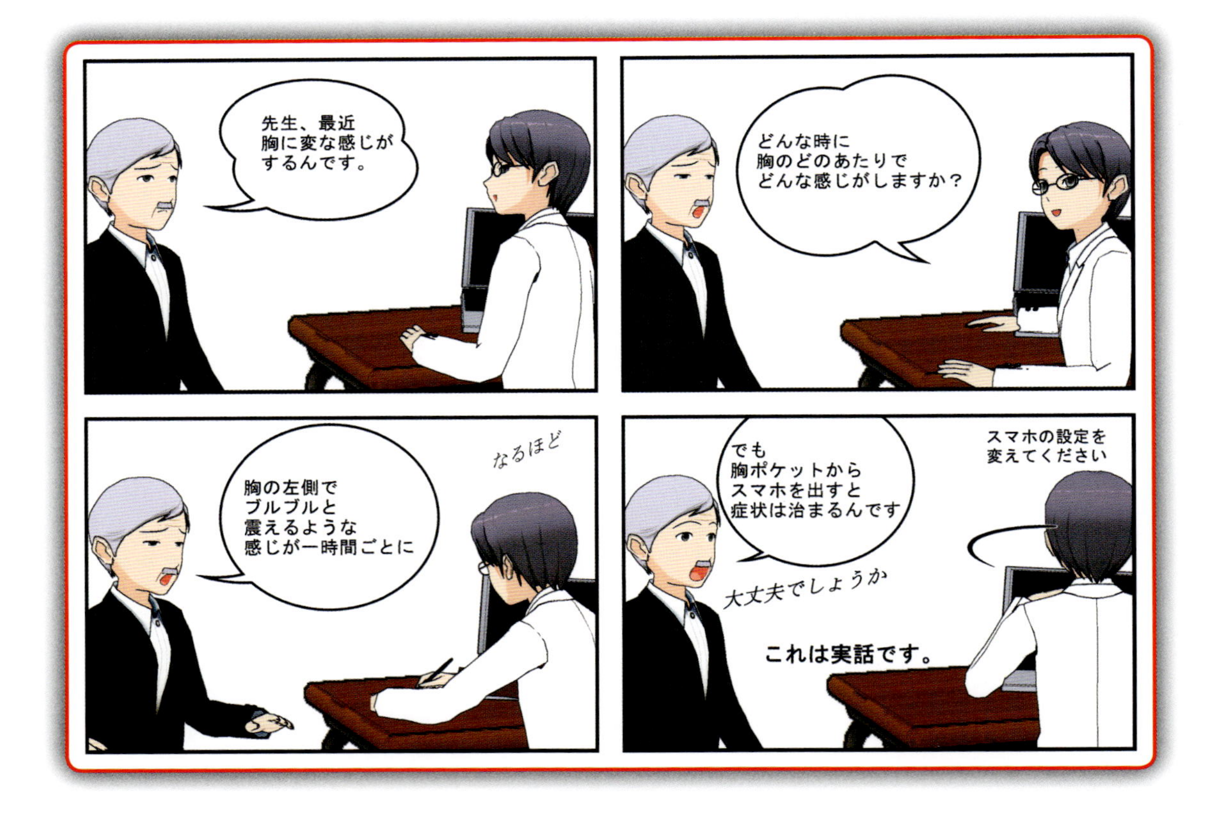
先生、最近
胸に変な感じが
するんです。
どんな時に
胸のどのあたりで
どんな感じがしますか？
胸の左側で
ブルブルと
震えるような
感じが一時間ごとに
なるほど
でも
胸ポケットから
スマホを出すと
症状は治まるんです
大丈夫でしょうか
スマホの設定を
変えてください
これは実話です。

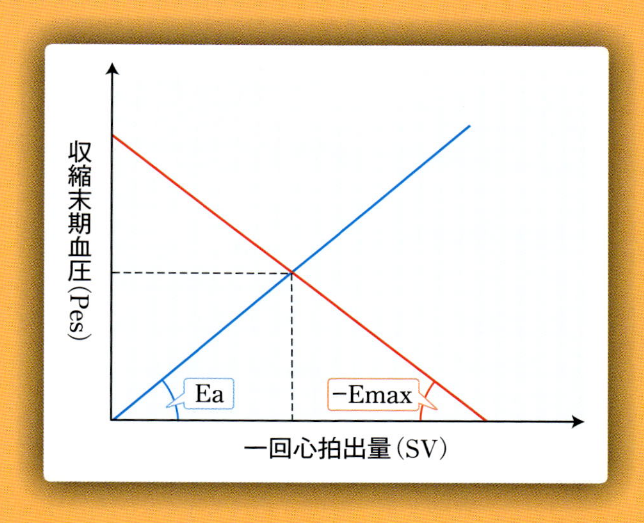

chapter 7

心室－動脈連関ってなんだろう

“

生体での循環系は心臓だけでできているわけではない。
血管系も含めてこその循環系だ。

血管系の変動が循環系全体に影響を与えるのは当然だが、心臓の働きも
血管系の影響を受ける。それを明らかにするのが心室－動脈連関である。

心室－動脈連関を理解することで、臨床における血行動態の変化が
よりよく理解できる。
さらには圧－容積曲線の変化もより深く理解することができるようになる。

”

50 心室－動脈連関を勉強しよう

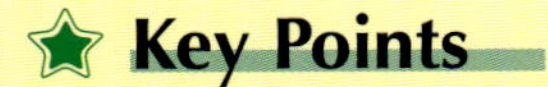

Key Points

- 今までの解析では、動脈の状態は一定であると仮定して話を進めてきた。
- 生体内では動脈の状態は一定ではなく、その変化が血行動態に影響する。
- 動脈系と心室の関係を調べるのが、心室－動脈連関。

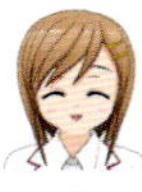

「あーっ、おいしかった」

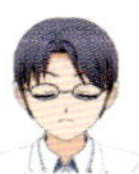

「やっぱり、ここのバームクーヘンは違うね。行列ができるわけだ。濃厚だけどしつこくなく、しっとりとした生地が最高だね。お茶とよく合うんだ、これがまた」

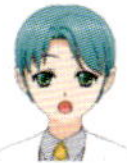

「僕はどちらかというと甘いものは苦手で……」

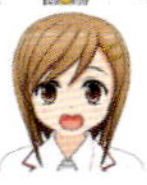

「あ、若狭先生残してる。もーらいっと」

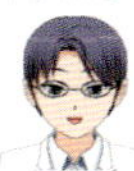

「こらこら、曽野さん。そんなに食べると太るぞ」

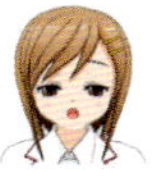

「いいもん。私はもうちょっとぽっちゃりしてるほうがカワイイもん。そうだよねえ、若狭先生」

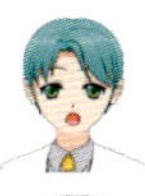

「いやいや、それはさておき……、って先生、のんびりしすぎじゃないですか？」

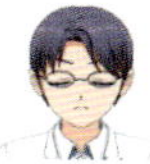

「まあまあ、フランク－スターリングの法則から始まって、圧－容積曲線による収縮能の評価、さらには拡張能評価と頑張ったんだ。ちょっとばかり休憩も必要だよ。

ここからは、いよいよ最後の山場、心室－動脈連関に向かっていくんだしね。気力・体力を回復して、一気に進むよ」

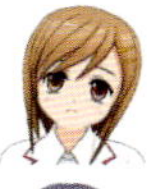

「心室－動脈連関って何ですか？」

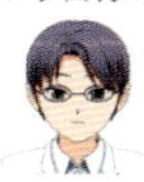

「その名の通り、心室と動脈の関連を解析しようという話さ。今までは、基本的に心臓ばかりに注目してきた。大動脈については、心臓に対する後負荷としてのみ扱ってきたけれど、その時には一定だったり、自由に調節できるものとしていた。

最初に出てきたスターリングの実験装置を思い出してほしい。この装置は動脈圧を一定に保つことができる、言い換えれば後負荷を保つことができる点が最大の特徴だった。これによって心臓の収縮性の解析が非常に簡単になったんだ」

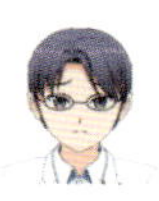

「また圧－容積曲線の解析では、前負荷・後負荷を変えた時の変化から心室の収縮・拡張能を評価した。つまり、前負荷・後負荷を自由に制御できることが実験の基本にあるわけだ。でも実際の循環系はそんな単純なものじゃない。心臓の収縮状態がわかっても、それですぐに血圧が決まるわけじゃないよね。

心機能の低下した症例で、日頃は血圧が低いのに突然血圧が上昇して心不全が増悪するというのは、よくお目にかかる。これは心臓の収縮性が改善したから血圧が上がったのではなく、動脈の血管抵抗が上昇してしまったことによる血圧上昇だ。このように、心臓の状態が循環系のすべてを決定するのではなく、心臓と動脈系の関係が循環動態を決定する。この、心室と動脈がどのような関係にあれば心臓は効率よく働いて血圧を発生できるか、それを決めるのが心室－動脈連関だ」

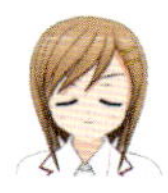

「うーん、難しそうだなあ。今まで黙っていたけど、前負荷や後負荷が変わると、あんな風に圧－容積曲線が拡大したり縮小したりするのが、イマイチわかんなかったのよね。これが心臓と動脈両方の関係なんてなると、どうなってしまうのかなあ」

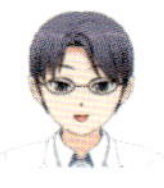

「いやいや、その逆。心室－動脈連関を勉強すると、今まで説明していなかった、なぜ負荷が変わった時に圧－容積曲線が拡大したり、縮小したりするかも理解できるようになるよ」

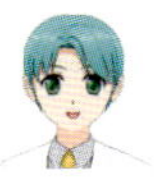

「へー、そうなんですか。何だか心室－動脈連関って面白そうですね。先生、ぜひよろしくお願いします」

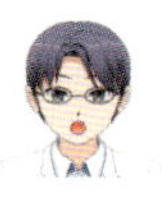

「そうそう、この心室－動脈連関の考え方を基礎づけたのもやはり日本人、九州大学の砂川賢二教授だ。ちなみに、この章は砂川先生から拝聴したご講義に基づく部分が大きい。ということで、いよいよ心室－動脈連関を解説していこう」

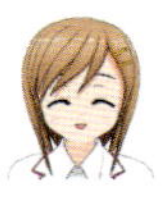

「おっとその前に、バームクーヘンの最後の一切れ、食べちゃおっと」

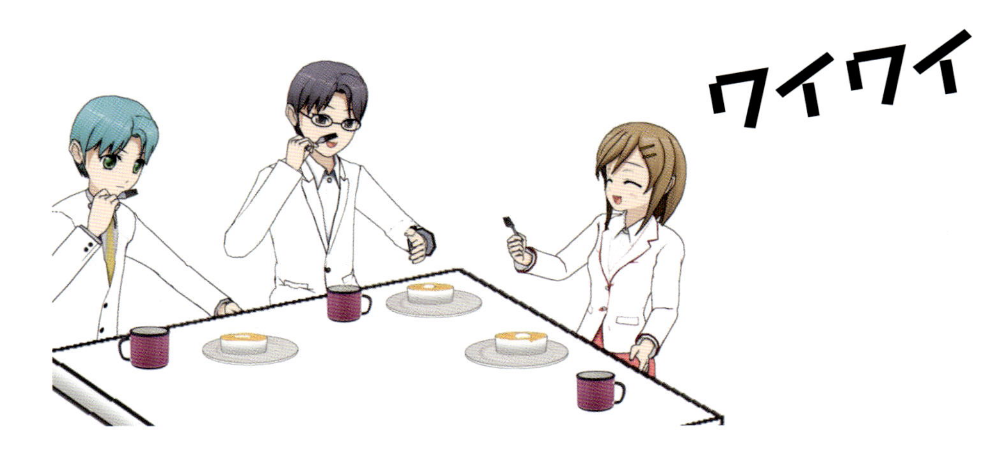

51 仕事の効率ってなんだろう

Key Points

- 心臓の仕事量＝「血圧」×「心拍出量」。
- 仕事の効率＝「心臓の仕事量」÷「酸素消費量」。
- 正常の心臓の安静状態が一番効率がよい。

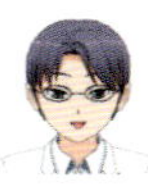

「心室－動脈連関の基本は、心臓がどんな条件の時に効率がよいかを決定することだ。そのためには、そもそも『効率がよい』とはどういうことか、はっきりさせておかなければならない。圧－容積曲線の面積は心臓が一回にする仕事量だという話をしたのを覚えているかな？」

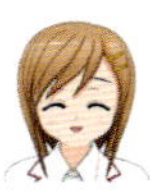

「どこかで聞いたことがあるような気がしないわけでもありません」

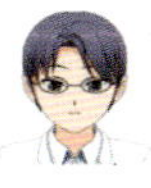

「まあそんなことかと思っていた。中学の授業を思い出してほしいんだけど、仕事量とは『物体にかかる力×移動距離』で定義される物理量だ。心臓では、『単位面積にかかる量としての圧力』と『力を受ける面の面積×移動距離=容積の増加』の積としての仕事量が、圧－容積曲線の面積として定義される。

同じように、心臓が外に向かってする仕事とは、心臓が血液を大動脈へ移動させる仕事だから『血圧』×『心拍出量』と定義される。

では、心臓の効率とはどう考えればよいのだろう？　確か若狭先生の愛車はエコカーだったね。エコカーが一番効率よく走る時とは、どういう時を言うかな？」

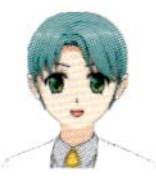

「燃費が一番よい走行状態ですね。燃費、つまり『走行距離』÷『消費したガソリン』の割合が一番小さい時です。僕のエコカーではメーターが燃費がよいかどうかを教えてくれます」

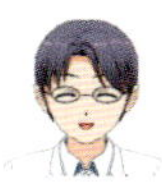

「心臓でも全く同じだ。走行距離が心臓が外にする仕事、ガソリン消費が心臓の消費する酸素量に当たり、『仕事量』÷『酸素消費量』が心臓の効率になる。

心臓の効率が一番よい状態とは、無駄なく楽々と血液を拍出できる状態だ。実験結果から、正常な心臓で安静状態にある時が一番効率がよいことがわかっている」

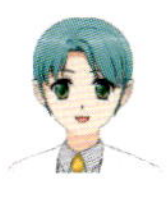

「渋滞のない平坦な道を、制限速度内でのんびり走っている状態ですね」

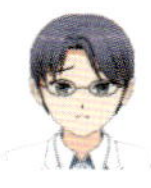

「じゃあ、上り坂になっていったらどうなる？」

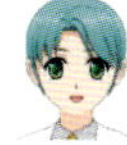

「アクセルを踏み込みますので、スピードは同じでも燃費は落ちますね」

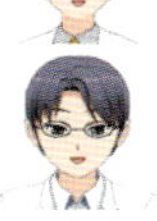

「心臓も同じで、上り坂になる＝血管抵抗が上がると、同じ血圧、同じ心拍出量を得るにはよりたくさんの酸素を消費してエネルギーを増やさざるを得ず、効率は低下する。坂道がどんどんきつくなると、アクセルをベタ踏みしないと登れなくなる時がくるだろ。同じように、心臓にも仕事最大の点があることも覚えておこう」

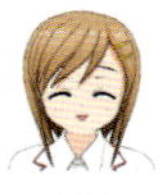

「心臓に対して動脈の状態がどのような時に効率よいかを調べる、ということは、**動脈の抵抗というか後負荷がどんな時に効率が一番よいか**ということですよね」

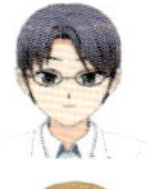

「そうだよ」

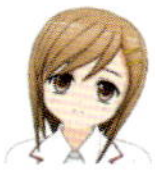

「じゃあ、動脈の抵抗が一番低い時が心臓が一番楽になるんじゃないんですか？極端に言えば、血管抵抗がなければ一番よいのじゃないですか？」

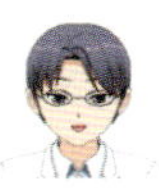

「でも、血管抵抗が低すぎれば圧力が出ないだろ。血圧が低いと仕事量=『血圧』×『心拍出量』も小さくなってしまう。仕事あっての効率で、同じ仕事量をした時の効率の良し悪しが問題なんだ。

その代表例が、敗血症でショックになっている時だ。血管が拡張してしまって血圧が出なくなりショックになる。心エコーで見ると、心臓は過収縮状態になっているのがわかるはずだ。必死になって収縮して血圧を維持しようとしている状態で、心臓にとっては決して楽な状態じゃない」

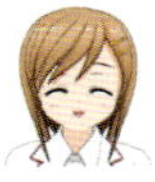

「なるほど。確かに敗血症の心臓はけなげで、エコーで見てると涙が出ます」

「やっぱり平地のエコ走行が一番ですね」

だら～
仕事しろ
血管が
だらっとしていたら、
効率どころの問題じゃない。
まずしっかり仕事をして
血圧を出すこと。
それから効率を考える。

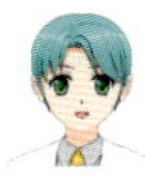

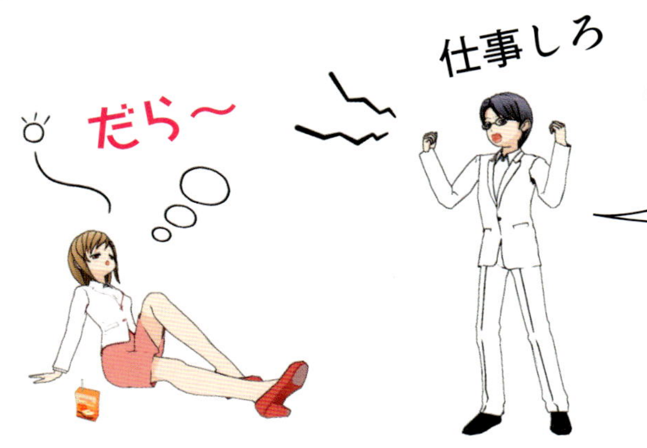

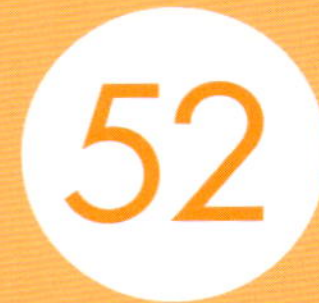

52 実効動脈エラスタンスってなんだろう

Key Points

- 動脈の硬さは実効動脈エラスタンスで評価する。
- 実効動脈エラスタンス＝収縮末期血圧÷一回心拍出量。
- 実効動脈エラスタンスは大動脈系の抵抗。

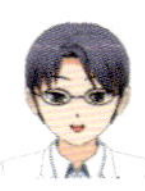

「いよいよ心室－動脈連関について説明していこう。先に述べたように、心臓と動脈の抵抗の関係からポンプとしての心臓の効率を考えていく。まず、動脈の抵抗をどう評価するかから始めていこう。心臓の硬さはどのように評価したんだっけ？」

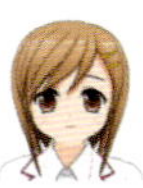

「さんざん出てきたので、さすがに覚えています。エラスタンスですね」

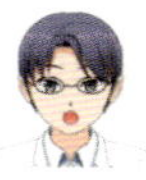

「その通り。動脈も、同じようにエラスタンスで『硬さ』を評価するのだけれど、ここで『実効動脈エラスタンス』というのを定義したい。

$$\text{実効動脈エラスタンス（Ea）} = \frac{\text{収縮末期血圧（Pes）}}{\text{一回心拍出量（SV）}}$$

心臓のエラスタンスを定義した時に、オームの法則と同じ形だと話したと思う。今回も同じことで［圧力］=［流量］×［抵抗］、すなわち［抵抗］=［圧力］÷［流量］になる。圧力として収縮末期の血圧、血液の流量として一回心拍出量をとって大動脈の抵抗としたと考えよう」

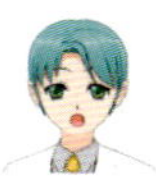

「どうして収縮末期の血圧を使うのですか？　平均血圧のほうが理屈に合うように思いますが……」

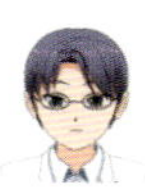

「血管のエラスタンスを考えるとその通りだ。でも、ここであえて収縮末期圧を使うのがうまいところで、心臓について同じ時相＝収縮末期のエラスタンス、すなわちEmaxを使うことができる。最大エラスタンスEmaxはもちろん収縮末期圧－容積関係（ESPVR）の傾きで、心臓の収縮能の指標であるEmaxだ。さすがに曽野さんでも覚えているよね。

ちなみに、次の頁の図のように、大動脈の平均圧と収縮末期圧にはあまり差がないので、収縮末期の血圧で平均圧を近似していると考えてほしい」

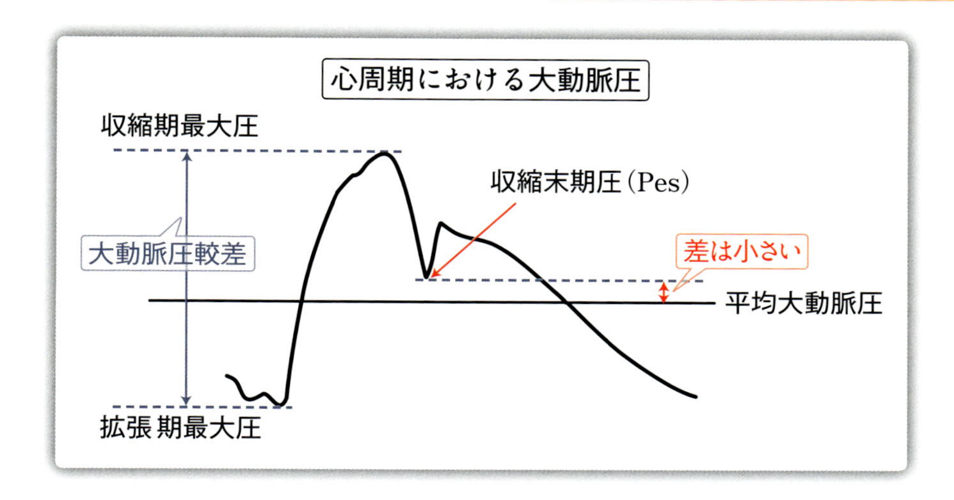

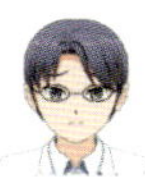

「心臓のところで（☞58頁）エラスタンスは物質の弾性の目安と説明したと思うけれど、実効動脈エラスタンスは大動脈の物質としての硬さよりも、末梢血管抵抗によって決まる値なんだ。そういう意味では本当のエラスタンスではないので、わざわざ『実効』、英語では effective、をつけている。まあ、難しく考えず『血管系の抵抗』の目安としよう」

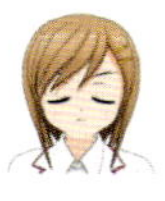

「うーん、考えれば考えるほど難しくなりそうだ」

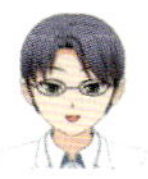

「曽野さんは難しく考えなくていい！　循環系を電気回路と考えて、オームの法則で決まる抵抗に似た値とだけ覚えておけばよい。

これで、心室－動脈連関を考える上で必要な血管系の収縮末期でのエラスタンス Ea と、同じく心臓の収縮末期のエラスタンス Emax がそろったので、両者の関係から心室－動脈連関を説明していく。曽野さん、少しだけ式が出るけど、何も難しいことはないので驚かないで。式の変化をまず一歩ずつ、ゆっくり進めていくので必ずついていけるよ」

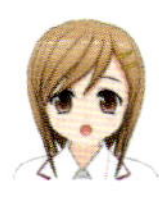

「あんまり、おどさないでよう」

「式を一つずつノートに書き出しながら進めていけばわかりやすいよ」

［実効動脈エラスタンス（Ea）］
＝［収縮末期血圧（Pes）］÷［一回心拍出量（SV）］

オウムの
法則？

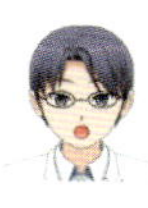

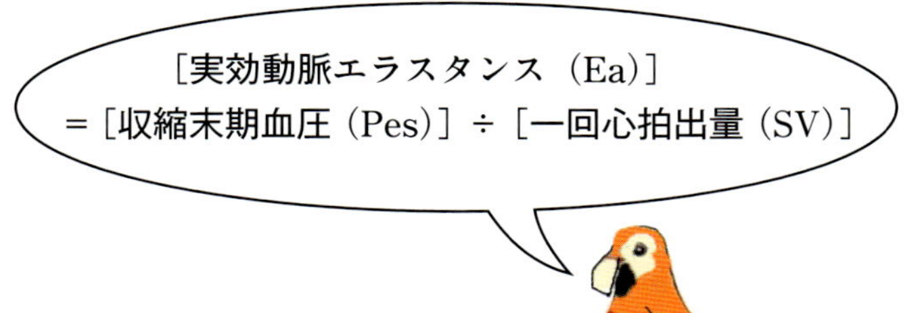

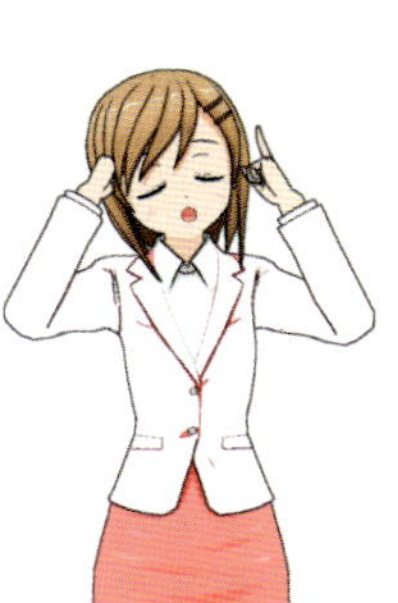

53 これが心室－動脈連関だ

Key Points

- 収縮末期圧は、心臓では一回心拍出量（SV）と Emax が決定する。
- 収縮末期圧は、血管の実効エラスタンス（Ea）と一回心拍出量が決定する。
- 心臓と血管のエラスタンスから、心拍出量と収縮末期血圧が決まる。

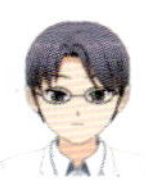

「まずは復習から。圧－容積関係を単純化して図に示すよ。ある状態の心臓について考えるので、圧－容積曲線は一つだけ書いてある。Emax は ESPVR の傾きだったね。ESPVR の直線が X 軸と交わる点は原点ではなく、前にこの点を Vd と定義した。図を見てもらえばわかるように、収縮末期の左室容積を Ves として、収縮末期の圧 Pes との間の関係は

$$\text{収縮末期血圧}(Pes) = Emax \times (Ves - Vd) \qquad \cdots\cdots(1)$$

となるのは曽野さんでもわかるよね」

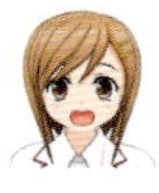

「大丈夫、今のところ、ついて行っています。一次曲線の関係ですね」

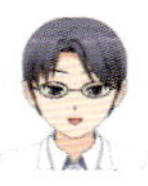

「一回心拍出量 SV は拡張期末期の左室容積 Ved と収縮末期容積 Ves の差、SV＝Ved－Ves…(2) つまり Ves＝Ved－SV だから、これを（1）に代入すると

$$Pes = Emax \times [(Ved - SV) - Vd] \qquad \cdots\cdots(3)$$

となる。

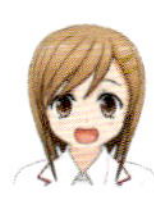

「はい、一つずつ式をノートに書いてます」

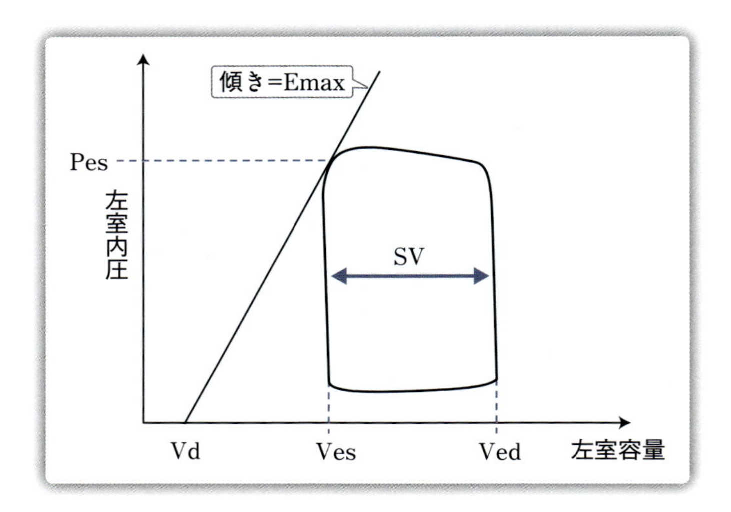

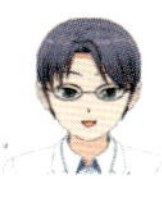

「さて実効動脈エラスタンス（Ea）の定義式は

Ea = Pes ÷ SV…(4) だったから（前の頁を見てね）、Pes = Ea × SV…(4)'。

収縮末期では大動脈弁は開いているから、左室の圧と大動脈の圧は同じだね。だから（3）式の Pes は大動脈の収縮末期圧と（4)' 式の Pes と同じ。ゆえに

$$Pes = Emax \times (Ved - SV - Vd) = Ea \times SV$$

で、SV についてまとめると（ここはぜひ自分でノートに書いてね）

$$SV = \frac{Emax}{Emax + Ea} \times (Ved - Vd)$$

という式が得られた。この式は**一回心拍出量が心臓と血管系のエラスタンス（Emax, Ea）と左室拡張容積（Ved）および Vd で決まる**ことを示している。言い換えれば、心拍出量は心臓と血管系の抵抗の関係が決めることということだ」

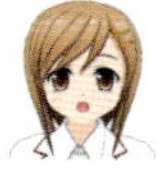

「なんとか、ノートの上で式を書くことができました。でも、この式がそんなに大切だとは思えないな」

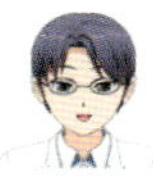

「どんなに大切かをこれから説明していこう。ちなみに、上の関係を図で示すと下のようになる。(3) の式は変形させると $Pes = -Emax \times SV - Emax \times (Vd - Ved)$ となり、Ved の変化しない状態では SV に関しては一次直線の関係になるので、SV を横軸にして左のようなグラフで示してある。

要は、収縮末期の血圧（これは平均大動脈圧に近いといったよね）は（1）式の心臓のエラスタンスと（4)' の血管のエラスタンスで決まると言いたいのだけど、不全心での変化を見るのには便利なので、この図もあわせて理解しておこう」

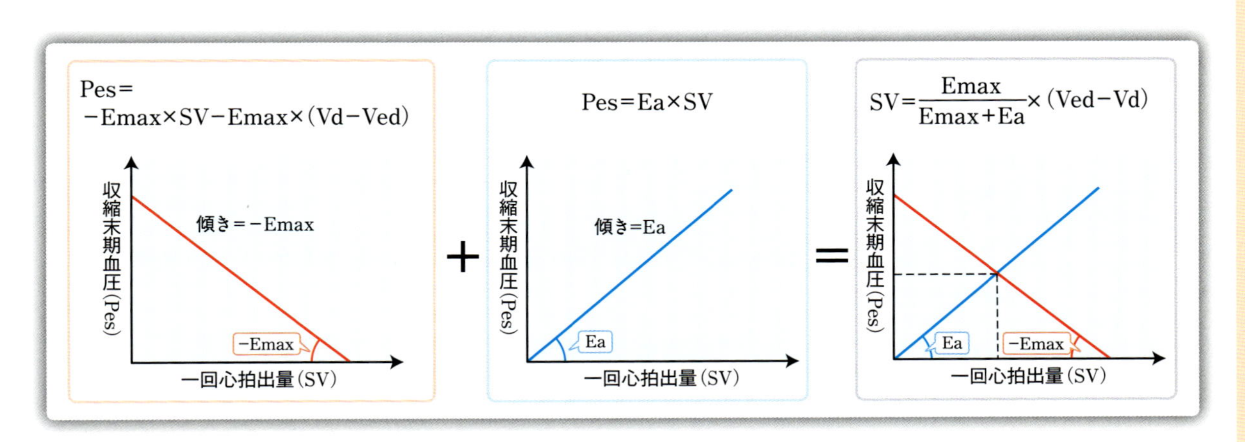

横軸が一回心拍出量であることに注意してね。

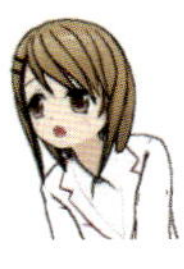

54 効率のよい左室駆出率とは

Key Points

- 血管エラスタンス Ea は、Emax の時が最も効率がよく、その時の EF は 67%。
- 心臓が最大に頑張れるのは、Ea＝Emax の時までで、その時の EF は 50%。
- 収縮性が低下した時の一回心拍出量・EF は、血管抵抗の変化が決める。

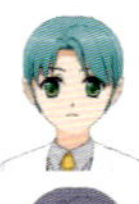

「でも、この Vd ってのが気持ち悪いですよね。どうやって決めればよいのか」

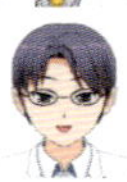

「Emax、Ea、さらには Vd を決めるのが心力学の実験で大事な点だけど、とりあえず式だけを考える上でも Vd は扱いにくいよね。で、思い切って Vd＝0 としてみよう」

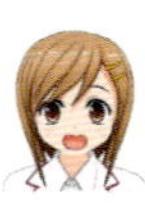

「えーっ、それっていいの？」

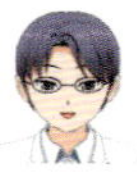

「Vd は左室拡張末期容積、収縮末期容積に比べるとずっと小さいので、誤差はそれほど大きくならないからね。実際の心力学の実験なんかでは無視してはいけないが、式の単純化のためにここでは OK としてね。

ここで重大発表があります！ 心臓が一番効率よく血液を拍出できるのは『Ea が Emax の半分』、実効動脈エラスタンスが心臓の最大エラスタンスの半分の時なんだ」

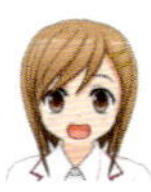

「**ずるい！** 心臓の効率を考えるのが心室－動脈連関だと言っていたのに、そんないきなりで答えを出すなんて**！！**」

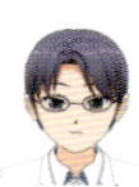

「ごめん、ごめん。理論的にも導出できるんだけれど、そこまで踏み込むと大変だからね。実験的にも Ea＝0.5×Emax、動脈のエラスタンスが心臓の半分の時が一番効率がよく、これは正常心での状態であることが証明されているから、ここは信じてね。

この Ea＝0.5×Emax から面白い結果が出る。Vd＝0、Ea＝0.5×Emax とすると次のようになる。

$$SV = \frac{Emax}{Emax + Ea} \times (Ved - Vd) = \frac{Emax}{1.5 \times Emax} \times Ved = \frac{2}{3} \times Ved$$

一回心拍出量 SV を拡張末期容積 Ved で割って 100 をかけたのが左室駆出率だから、両辺を Ved で割って、効率が一番よい心臓の左室駆出率 EF は 2/3×100＝67% となる。やはり正常の左室駆出率の心臓が一番効率よく動いているということだ」

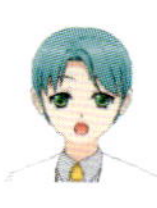

「正常な心臓が一番効率がよいということが理論的に出たんですか。なんだかすごい」

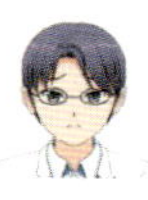

「また、心臓が最大に拍出しようとする時の後負荷は、心臓の最大エラスタンスEmaxと血管の実効エラスタンスEaが同じ時であることも証明されている。Emax＝Eaを SV の式に導入すると SV＝0.5×Ved、したがって EF＝50% となる」

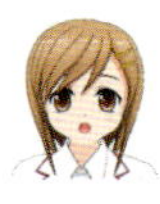

「EF が 50% までは心臓は頑張れるけれど、それ以下になると最大の心拍出量を確保できなくなるのね。HFpEF の EF の基準が 50% なのも関係があるのかしら」

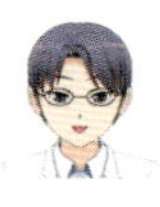

「Ea がさらに上がり EF＝50% 以下になると、心臓の効率はだんだん低下する。若狭先生、収縮能が低下した時の変化を下の図で説明してくれるかい」

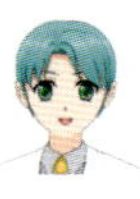

「収縮能が低下、すなわち Emax が低下すると、一回心拍出量（SV）は低下し、収縮末期血圧も低下する（図左 点 A →点 B）。それに対して、生体は血圧を維持するために末梢血管を収縮させ、血管抵抗を亢進させる。図右のように Ea が上昇すると心臓と血管のエラスタンスの交点は点 B →点 C へ移動する。これによって血圧は最初と同じに維持されるけれど、SV は低下してしまう。

なるほど、不全心での心拍出量は心臓だけではなく血管系によっても決まるんだ」

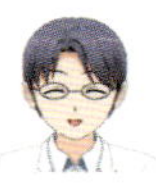

「さすが若狭先生！ その通りだ。同じ Emax の心臓なら SV や EF は末梢血管系が決めることになる。こういうことがわかるのが、心室－動脈連関の面白さだよ。

なお、左室拡大の症例では Vd はより大きいから、Vd を 0 とした時の誤差はより大きくなってしまう。でも基本的な考え方は今までの話で間違いはないよ」

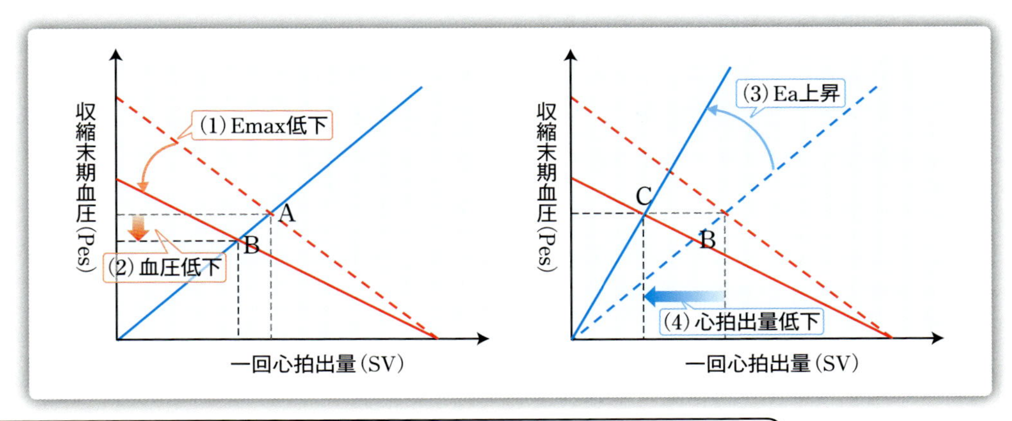

左：まず心臓の収縮性＝Emax が低下する（1）。血管のエラスタンスとの新たな交点 B が決まるけれど、血圧は下がってしまう（2）。
右：血圧を維持するために、生体は血管を収縮させる。その結果血管エラスタンス Ea が上がり、新しい交点 C が決まる（3）。血圧は戻るけれど、心拍出量 SV は低下してしまう（4）。

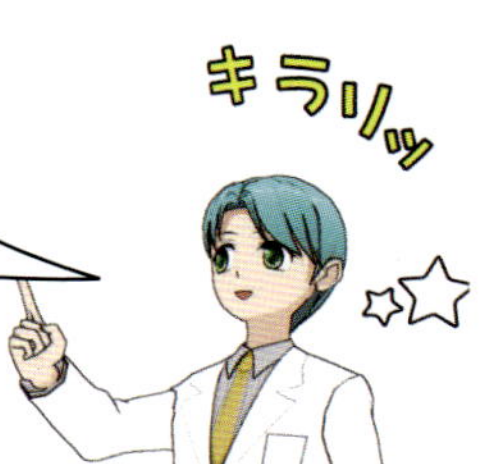

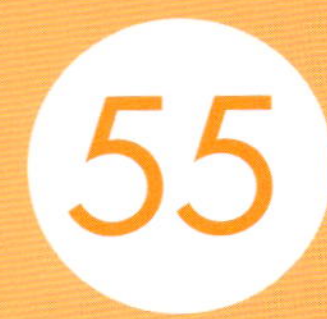

55 心室－動脈連関でみる前・後負荷の効果

Key Points

- 後負荷が増加した時は、収縮末期血圧は上昇するが心拍出量は減少する。
- 前負荷が増加すると、収縮末期血圧は上昇し心拍出量も増加する。
- これらから、前・後負荷を変化させた時の圧－容積曲線の変化が示される。

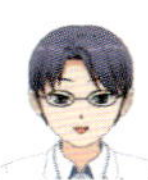

「心室－動脈連関の考えを使えば、前・後負荷が変化した時や不全心での血行動態の変化がよくわかる。ここからは式よりも図を中心に説明しよう。

まずは先ほどの話でも出てきた、末梢血管抵抗が上昇して後負荷が上昇した時の圧－容積曲線の変化を見てみよう。前回述べたように、末梢血管抵抗が大きくなると、一回心拍出量や左室駆出率は低下するという話だ。Emax は後負荷に影響を受けないから、Ea が変化しても Emax は変わらないのがポイントだ。血管抵抗だけが増加するので、拡張末期容積 Ved は変化せず、Ved－Vd も定数として扱える。

一回心拍出量についての式をもう一度見てみよう。

$$SV = \frac{Emax}{Emax + Ea} \times (Ved - Vd)$$

この式から、同じ Emax なら Ea が大きくなれば一回心拍出量が小さくなることがわかる。次の頁の図でこの関係を見てみよう。

左の図のように、後負荷が変化し Ved を変化させず Ea を大きくすると、収縮末期圧 Pes は大きくなり、SV は小さくなる。この変化を右の図の圧－容積関係に移してみる。圧－容積曲線の左上の点＝Pes は ESPVR にそって大きくなる。SV＝Vd－Ves で Vd が一定で SV が小さくなるということは、Ves が大きくなっていくことだ。

このように後負荷が増大することで、Ved が固定されたまま圧容積曲線が右上の方向へ拡大していくのがわかる。

圧－容積曲線の説明のところでは、後負荷の増大による圧－容積曲線の拡大を理屈なしに導入したけど、実はこういうメカニズムによって拡大していくんだ」

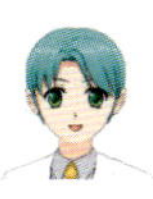

「では、後負荷はそのままで前負荷を増加させた場合は……」

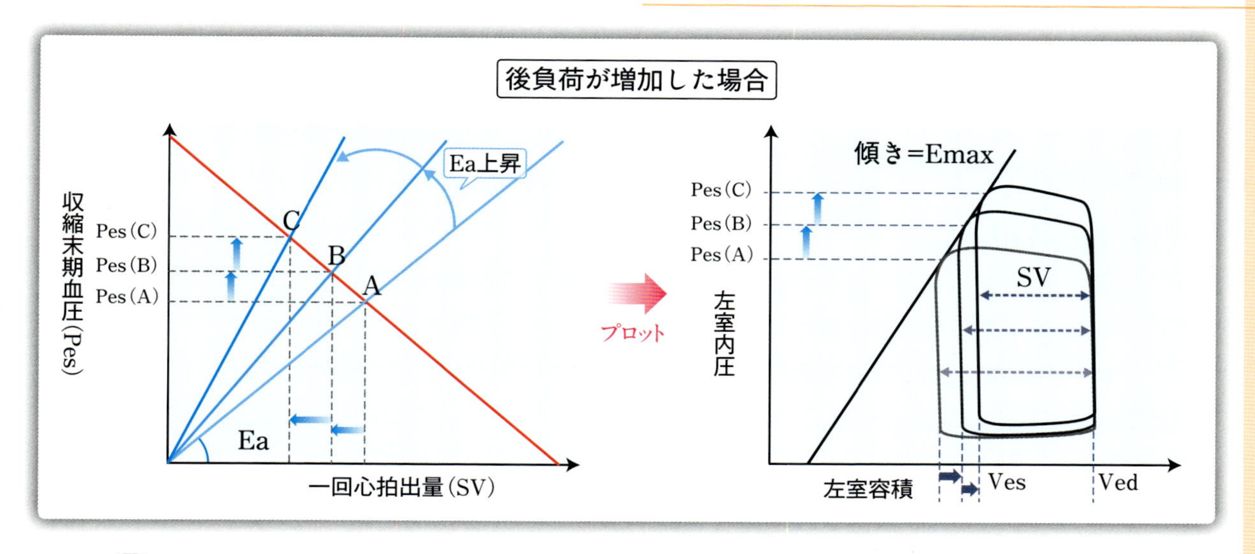

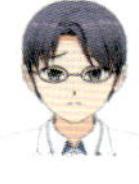

「下の図のようにEaの傾きはそのままで、前負荷が増えることでVedが大きくなる。左の図で心臓エラスタンスの直線が、傾きはそのままに右方向に移動する。PesとともにSVも大きくなっていく。これを右の圧－容積関係にプロットすると、Pesが大きくなりSV＝圧－容積曲線の幅が拡大していくので、やはり圧－容積曲線は拡大していく。後負荷が増加した時と異なり、拡張末期容積の拡大があるので、圧－容積曲線の拡大の様子が異なるね。前は前負荷増加も後負荷増加も同じように圧－容積曲線を拡大すると述べたけれど、実際は少し異なるんだ」

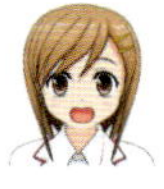

「後負荷を増やすと一回心拍出量は減り、前負荷を増やすと一回心拍出量は増える。あれ、なんだかフランク－スターリングの法則に戻ってきたような……」

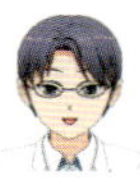

「同じ心臓を扱っているのだからね、当たり前だよ。でもこれらの変化を健常心と不全心で比較してみると面白いことがわかるんだ」

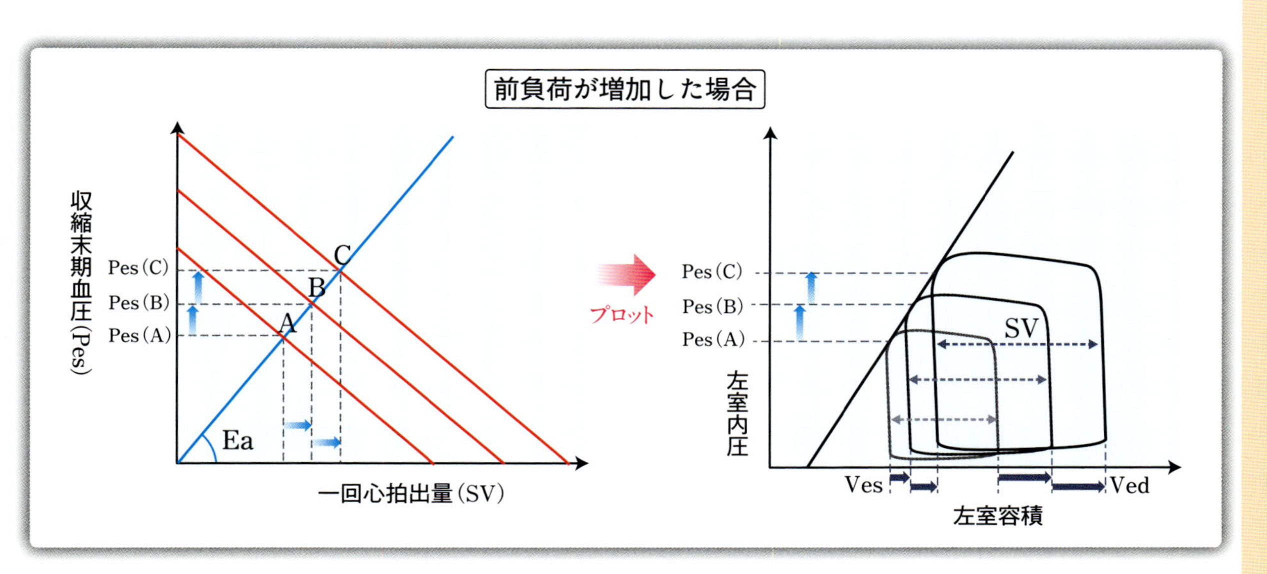

56 不全心の心室－動脈連関

Key Points

- 収縮不全心では、後負荷増加で心拍出量が低下しやすい。
- 収縮不全心は、前負荷による圧・心拍出量の変化が正常心より小さい。
- 正常心の心拍出量は前負荷で、不全心の心拍出量は後負荷で規定される。

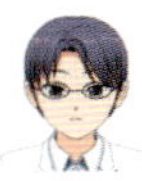

「不全心として収縮能の低下した心臓を考えてみよう。つまり Emax が低下した心臓だね。不全心と正常な心臓の圧－容積曲線を心室－動脈連関の図に並べ書いておこう。とりあえず両者の Ea は同じにしてある。先ほどのように後負荷を大きくしていくと一回心拍出量は小さくなるのだけれど、両者の違いはどうだろう」

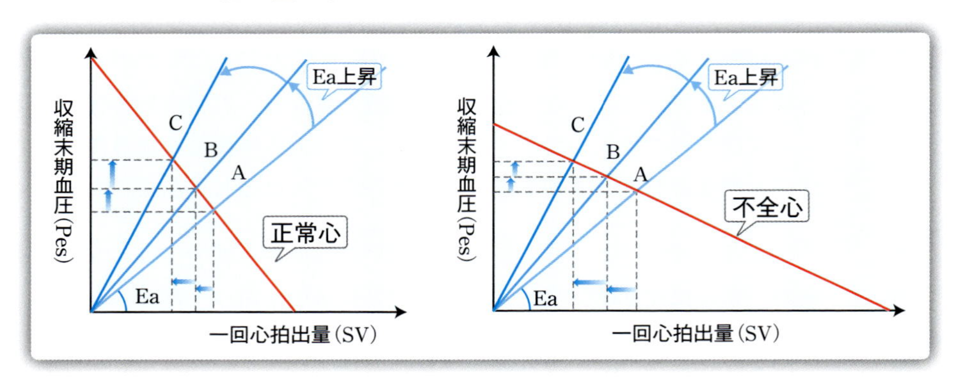

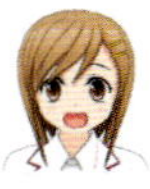

「正常心に比べて不全心では一回心拍出量はより低下するんだ！」

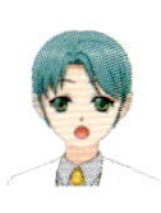

「なるほど、**不全心のほうが後負荷の影響を受けやすい**ということか。さっきの式

$$SV = \frac{Emax}{Emax + Ea} \times (Ved - Vd)$$

だと、Emax が小さいほど Ea が大きくなった時に SV はより小さくなるのだから、まさにこの式の示す通りだな。圧－容積曲線の変化とも合うな」

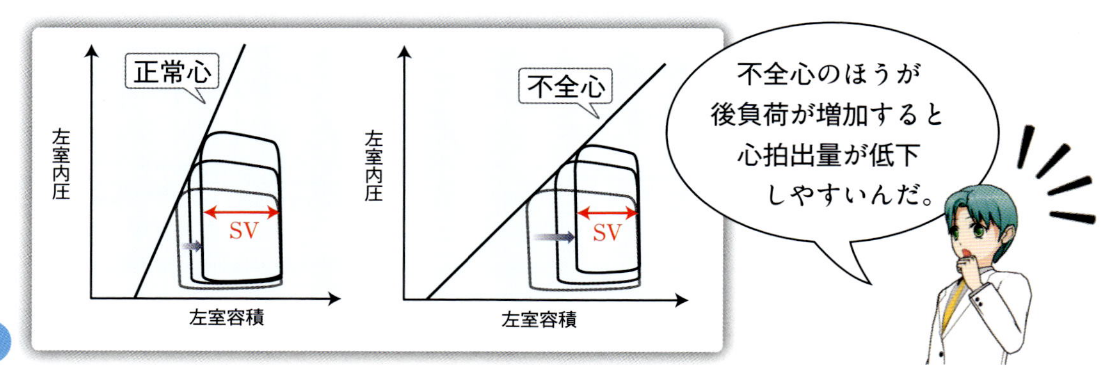

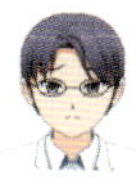

「この過程を逆に見てみたらどうだろう。Ea を小さくしていけば……」

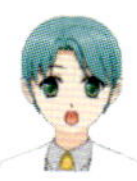

「不全心のほうが正常心よりも、より一回心拍出量が増加する。しかも ESPVR の傾きが小さいだけ、圧もそれほど大きく低下せずにすむ。そうか、だから心不全では血管拡張療法が大切なんだ！」

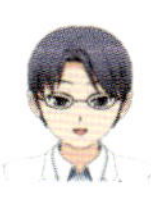

「その通りだよ。急性心不全ではまず酸素化と血管拡張剤というのは、こういう機序に基づいているんだ」

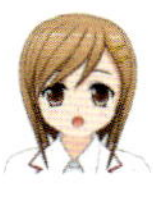

「じゃあ、今度は前負荷を増加させたらどうなるのかしら？」

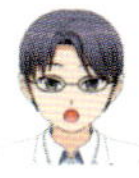

「Ea はそのままで Ved を大きくすると一回心拍出量は増えるんだったね。でも下の図のように、正常心では心拍出量はよく増加するけれど、不全心ではあまり増加しない。正常心の人が出血や敗血症などでショックになった時には、大量輸液で血圧の上昇が得られる。心不全で血圧の低い症例では、輸液をしても血圧はあまり上がらない。しかも拡張能の時に説明したように拡張末期圧－容積関係（EDPVR）から、拡張末期圧は上昇して肺うっ血は増悪する」

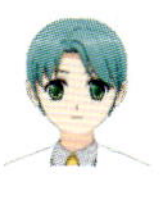

「SV についての式でいうと、Ved の増加に対して $\frac{Emax}{Emax+Ea}$ を係数として SV は増える。Ea に対して Emax が小さければ、$\frac{Emax}{Emax+Ea}$ も小さいので、Ved の変化による SV の増加は小さいということですね。正常心の心拍出量は前負荷で規定され、不全心は後負荷で規定されるということか」

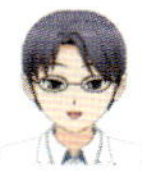

「この過程も逆に見てみると、不全心では利尿剤で Ved を小さくしても、圧はそれほど低下せずに、拡張末期圧を下げることができるということだ」

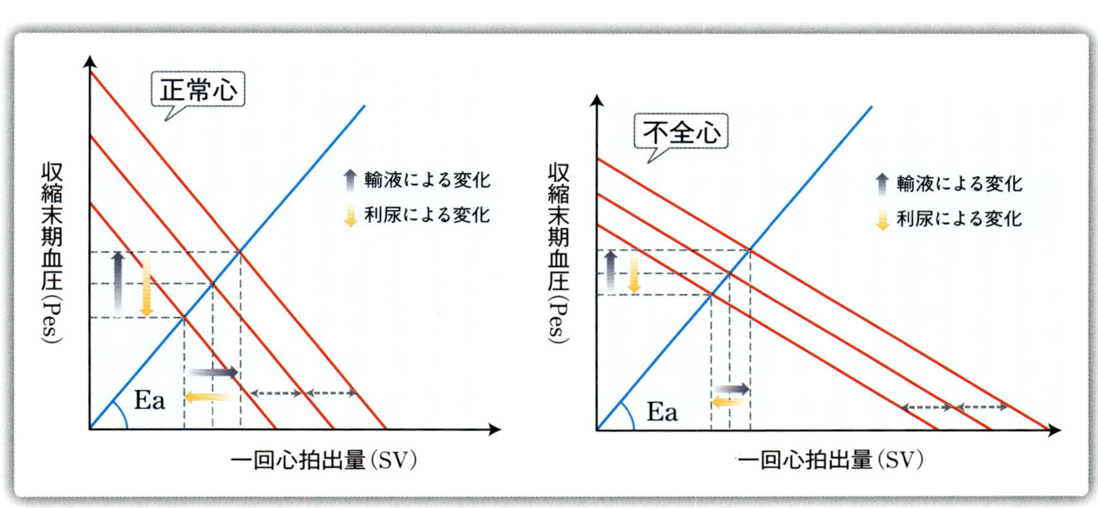

強心薬と心拍数の影響

Key Points

- 強心作用により、拡張末期容積は変わらず一回心拍出量が増える。
- カテコラミンは、血管への効果の差で昇圧と心拍出量増加の程度が変わる。
- 心拍数増加により実効動脈エラスタンスは亢進する。

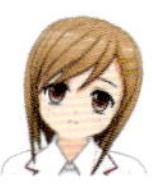

「不全心の続きですが、心不全ならカテコラミンなどを使いますよね。そうするとEmaxは大きくなるからどうなるのかしら？」

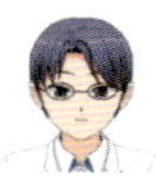

「もちろん一回心拍出量は大きくなるよ。まずは強心作用のみで血管作用がない場合を考えてみよう。下の図のように横軸の交点＝Ve－Vdは変わらず、傾き－Emaxだけが大きくなる。つまり、拡張末期容積Vedを拡大させず圧も一回心拍出量も増加する。Vedが変わらないので左室拡張末期圧も変化せず、肺うっ血を生じずに圧を上げることができる。カルシウム製剤などを投与した場合の反応がこのモデルにあたるかな」

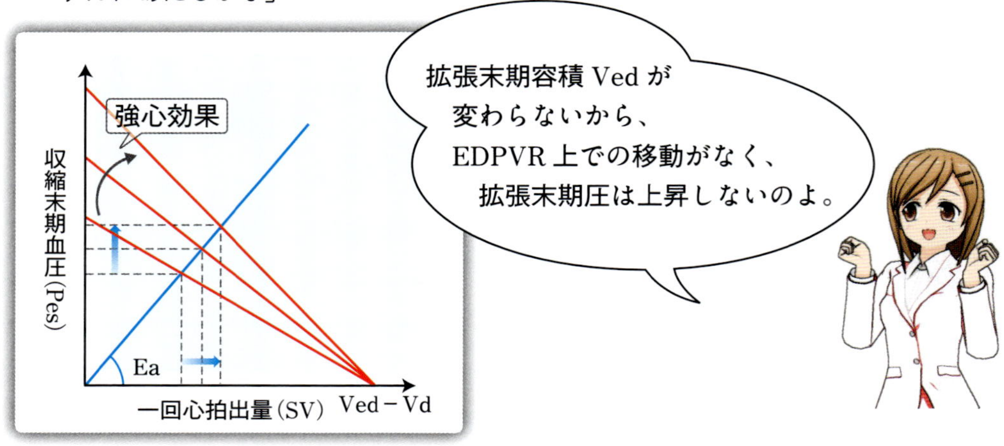

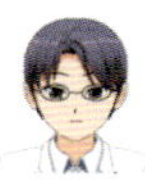

「ほとんどの強心薬は、心臓への作用以外に末梢血管へも作用する。次頁の図を見てほしい。カテコラミンのβ_2作用は血管を拡張させ、ミルリノン（MIL）は強心作用とともに強い血管拡張作用を有する。**血管拡張作用によりEaが低下するので血圧上昇は弱くなるが、一回心拍出量はより増加する**。ノルアドレナリンなどα_1作用の強い薬剤は血管を収縮させEaを増加する。心拍出量増加の効果は相殺されるが強い血圧上昇が得られる。ドブタミンは強心作用のわりにα_1作用が弱いので、昇圧効果よりも心拍出量の増加を必要とする時に用いられる」

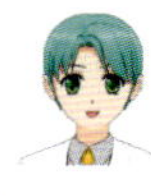

「カテコラミンの効果の差も、このように説明できるのですね！」

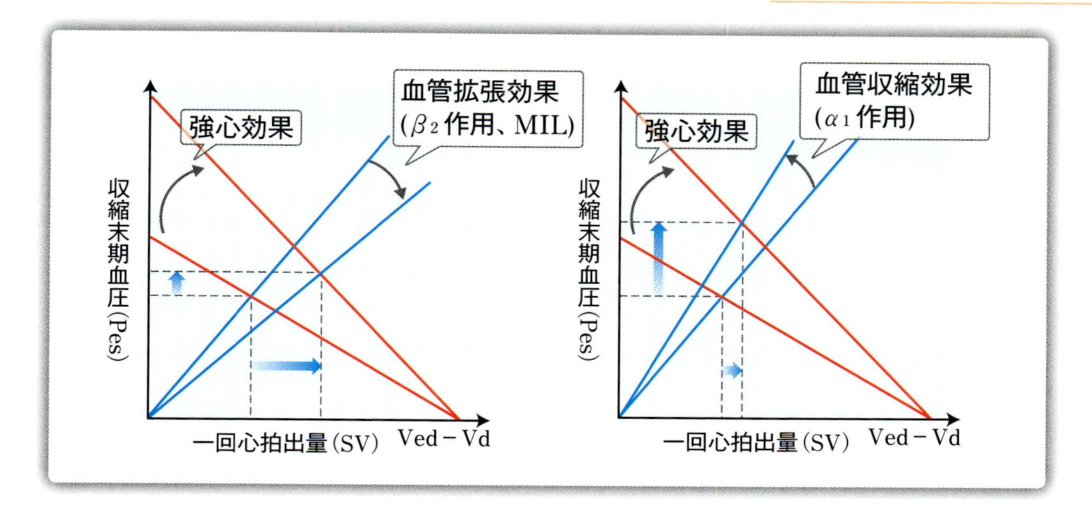

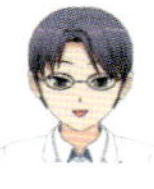

「ここで心拍数の影響についても説明しておこう。実効動脈エラスタンスの定義は［収縮末期血圧(Pes)］÷［一回心拍出量(SV)］だった。大動脈の平均圧と収縮末期圧の差は小さいので収縮末期圧で平均圧を近似でき、それによって血管と心臓の効果を結びつけられたね。

平均血圧（Pm とする）と末梢血管抵抗（R とする）の関係を考えよう。簡単にするために大動脈の血流は拍動流ではなく、定常流とする。するとオームの法則と同じように［平均血圧 Pm］＝［血流量 F］×［末梢血管抵抗 R］の関係が成り立つ。

血流量 F は［一回心拍出量 SV］×［心拍数 HR］、Pm は Pes で近似できるから Pes≒Pm＝SV×HR×R。すると実効動脈エラスタンスは Ea＝(SV×HR×R)÷SV＝HR×R となる。つまり**末梢血管抵抗が同じなら、心拍数が増加すると Ea は増加する**。心拍数の増加は後負荷の増加と同じ効果を示すから、心拍数が増えると一回心拍出量は低下することになる。一回心拍出量の低下を回数の増加で補うので、時間あたりの心拍出量としては補償されるけど、心拍数があまり大きくなると SV 低下の効果が大きくなって、時間あたりの心拍出量も低下してしまう」

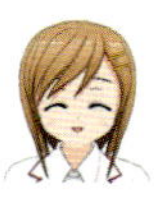

「心不全では心拍数を下げたほうがよいというのは、そういうことなんですね」

Ea=Pes÷SV ……(1)　Pm=F×R …………………(2)
F=SV×HR ……(3)　Pes≒Pm=SV×HR×R …(4)
ゆえに　Ea=(SV×HR×R)÷SV=HR×R

(ただし　Ea：実効動脈エラスタンス
Pes：収縮末期血圧　Pm：平均血圧　SV：一回心拍出量
F：血流量　R：末梢血管抵抗　HR：心拍数)

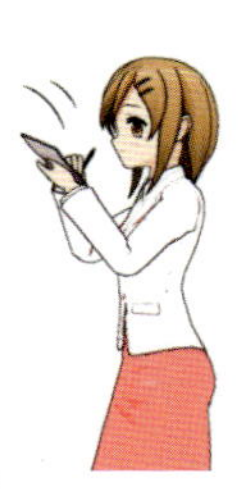

58 epilogue エピローグ

エピローグ

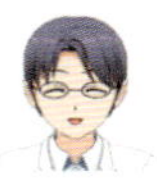

「さて、フランク－スターリングから始まった話も、今日はここまで。心力学といっても、基本中の基本の部分をずっとなぞっただけ。年代でいうと1890年代から始まって1980年代まで、やっと到達したところかな。まあ、心力学の面白さが少しでもわかってもらえれば、私としてはとてもうれしいんだけど」

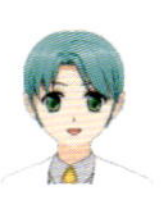

「今日の話を聞いて心不全についての今までの理解が浅かったのを感じました。これからは血行動態が変化した時には、なぜそうなったかを考えて治療に役立てます」

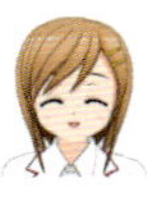

「私も今まで心不全のエコーを何となく撮ってきたんですけど、これからはどうして心不全になったんだろう、とか、治療した結果こうなったんだろうとか、ちょっとは考えたいと思います」

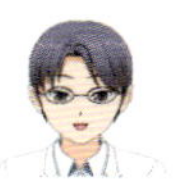

「おお、その一言を待っていたんだ。病気を型どおりに見て、ガイドラインで画一的な治療をするのではなく、それぞれの病態をユニークなものとして理解することで、診療の力は上がっていく。ぜひ考える検査、考える診療をこころがけてほしい。

また時間があれば、実際の心不全症例を心力学の知識でどう解釈していくかをみんなで見てみよう。『**萌える！心力学・実践編**』だね。その時は先生の好きなあのチーズケーキ、12 cmサイズで1,728円（税込）、お取り寄せでよろしく」

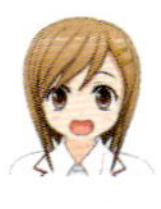

「**えー**、今日のより値上がりしてる～」

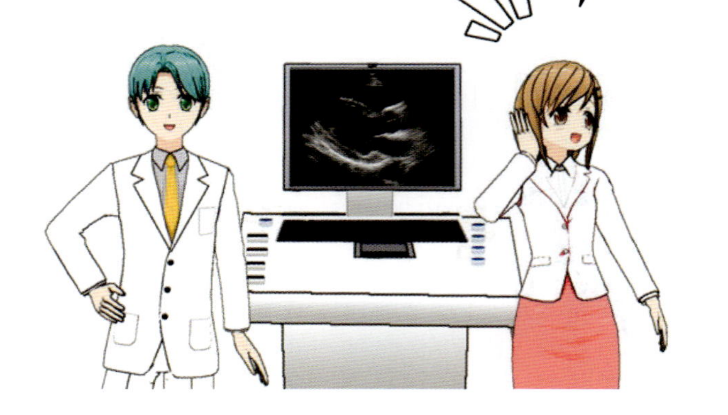

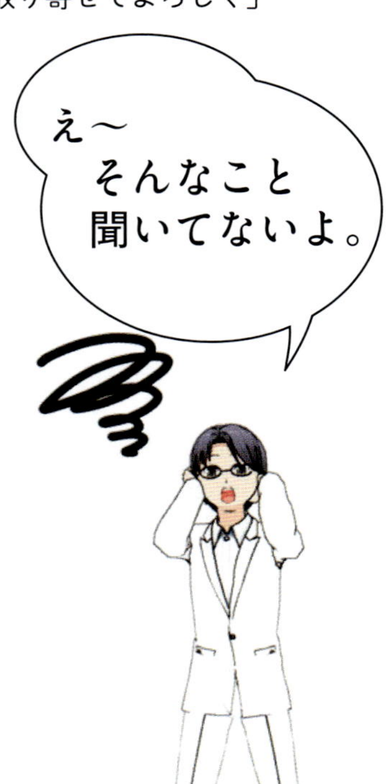

新力先生より最後に一言

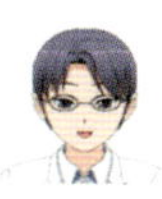

「ここまでついて来ていただきました読者の皆さま、ありがとうございました。若狭先生、曽野さんと楽しく進めてきましたこの本も、ここで一旦終わりです。

先にも述べましたように、本書でお話しさせていただきましたのは古典的な『マクロ』心力学の、それもほんの入口の部分だけです。ただ、取り上げました『フランク－スターリングの法則』『圧－容積曲線』『心室－動脈連関』は、古典心力学の中心部分であり、初学者が最低限知っておくべき内容はほぼ網羅したつもりです。本書の内容程度であっても、知っているかいないかで病態の解釈はかなり変わると思います。

本書では基本的な概念をできるだけわかりやすく説明したつもりです。ただ私の力不足で、わかりにくい点も多々あると思います。また、内容を簡単にするために不正確なことや、説明不足な点も少なからずございます。ご批判も多いと思いますので、ぜひ読者の皆さまからのご指導を賜りたく存じます。

心力学の世界は奥深く、取り扱う範囲も本書の範囲をはるかに越えて、循環器疾患のすべての領域へ広がっています。近年では分子生物学や再生医療とも結びついています。世の中には心力学についての素晴らしい書籍や論文が数限りなくございます。もし本書が、熱意に富んだ若い読者の皆さまの、心力学を勉強するきっかけになりましたら、こんなにうれしいことはございません。

本書を書く上では多くの先賢の書や論文を参考とさせていただきました。その中で、下記の本には特にお世話になりました。

Westerhof N, et al.（2010）*Snapshots of Hemodynamics : An Aid for Clinical Research and Graduate Education, 2nd ed.* New York, NY：Springer-Verlag New York Inc.

また九州大学の砂川賢二教授の心エコー図学会での特別講演から大変多くのことをお教えいただきました。偉大な先達の素晴らしいお教えに直接触れることができましたことが、本書を書くきっかけになりました。この場をお借りいたしまして、心よりお礼を申し上げます。最後になりましたが、金芳堂・黒澤健様には、本当にお世話になりました。このような無謀な企画が一冊の書物へとまとまりましたのは、ひとえに黒澤様の剛腕のなせる業と感謝しております。

それでは、読者の皆さまと再会できる日が来ることを心より願っております」

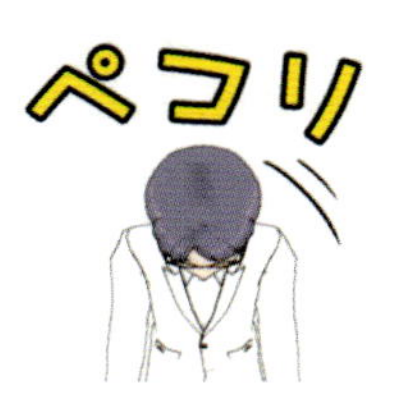

索引

略語一覧

略語	スペルアウト	日本語
CRT	cardiac resynchronization therapy	心室再同期療法
Ea	effective arterial elastance	実効動脈エラスタンス
EDPVR	end-diastolic pressure-volume relation	拡張末期圧－容積関係
Ees	end-systolic elastance	収縮末期エラスタンス
EF	ejection fraction	左室駆出率
Emax	maximum elastance	収縮末期エラスタンス
ESPVR	end-systolic pressure-volume relation	収縮末期圧－容積関係
HFpEF	heart failure with preserved ejection fraction	左室駆出率が維持された心不全
HFrEF	heart failure with reduced ejection fraction	左室駆出率低下型心不全
IVRT	isovolumetric relaxation time	等容弛緩時間
LOS	low output syndrome	低心拍出量症候群
PCWP	pulmonary capillary wedge pressure	肺動脈楔入圧
Pes	end-systolic pressure	収縮末期血圧
PW	pulse wave Doppler	パルス波ドプラ
SR	sarcoplasmic reticulum	心筋小胞体
SV	stroke volume	一回心拍出量
SW	stroke work	一回心仕事量

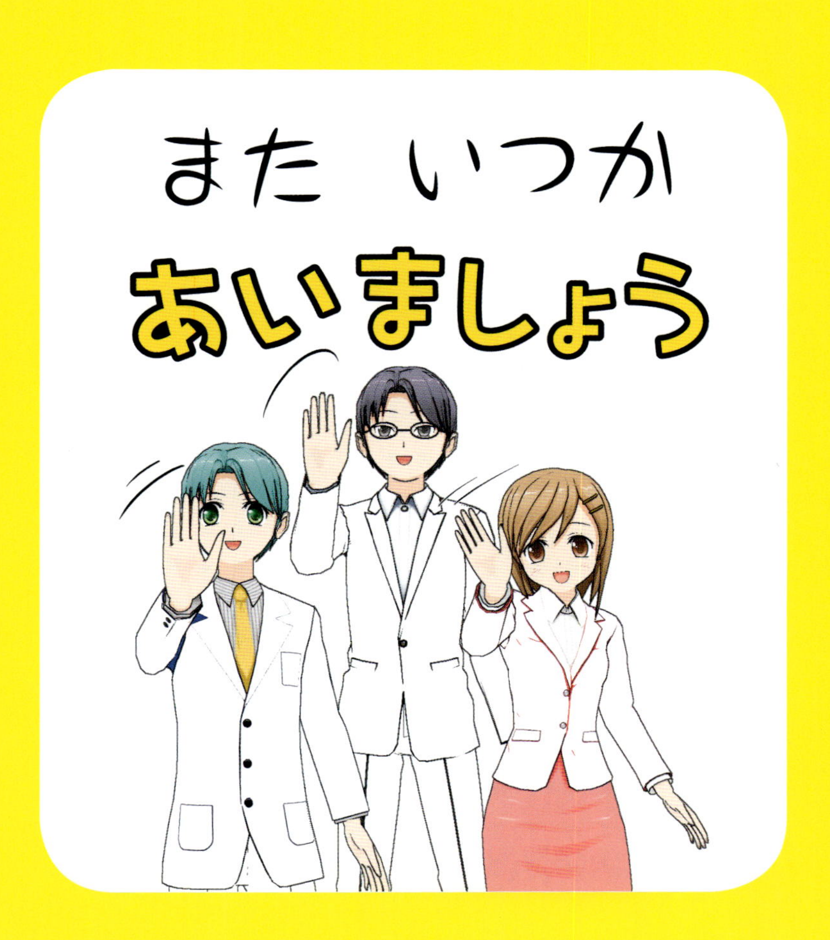
また　いつか
あいましょう

萌える！心力学　心機能がやさしくわかる58のエピソード

2016年10月 1 日　第1版第1刷 ©

著　岩倉克臣　IWAKURA, Katsuomi
発行者　宇山閑文
発行所　株式会社金芳堂
〒606-8425 京都市左京区鹿ケ谷西寺ノ前町34番地
振替　01030-1-15605
電話　075-751-1111(代)
http://www.kinpodo-pub.co.jp/
印刷　株式会社サンエムカラー
製本　有限会社清水製本所

落丁・乱丁本は直接小社へお送りください．お取替え致します．

Printed in Japan
ISBN978-4-7653-1686-6